Evelyne Laye

Lampenfieber und Prüfungsangst auflösen mit EFT

Evelyne Laye

Lampenfieber und Prüfungsangst auflösen mit EFT

Jadebaum

Hinweis

Die in diesem Buch enthaltenen Informationen und Tipps wurden nach bestem Wissen und Gewissen zusammengestellt. Die Arbeit mit EFT und die Übungen in diesem Buch ersetzen aber nicht die Hilfe oder den Rat eines Therapeuten oder Arztes. Die Autorin übernimmt aus keinem Rechtsgrund Haftung für irgendwelche Schäden an Leib und Seele.

Zunächst frei verwendbar, wurde der Begriff „EFT (Emotional Freedom Techniques)" 2006 in Deutschland und 2010 in der Europäischen Union und der Schweiz markenrechtlich geschützt. Der Rechteinhaber hat darum gebeten, einen vom D.A.CH. Verband für Klopfakupressur e.V. hierzu entwickelten Formulierungsvorschlag zu übernehmen:
Die hier angewandte EFT basierte Klopfakupressur orientiert sich weder an dem „Official EFT"/„Optimal EFT" von Gary Craig noch gibt sie dessen Inhalte wieder, sondern meine/unsere persönliche Sicht und Erfahrungen sowie das Verständnis von und mit der Arbeit mit der Klopfakupressur.

Bibliografische Information der Deutschen Nationalbibliothek

Die Deutsche Nationalbibliothek verzeichnet diese Publikation in der Deutschen Nationalbibliografie; detaillierte bibliografische Daten sind im Internet über http://dnb.dnb.de abrufbar.

ISBN 978-3-948116-06-4

Laye, Evelyne: Lampenfieber und Prüfungsangst auflösen mit EFT

Untere Mühle 1, 72070 Tübingen-Unterjesingen
Internet: www.laye.org

Satz und Layout:
Gregor Julien Straube, Tübingen, lektorat.straube@web.de
Druck: booksfactory, Szczecin

Inhalt

Was ist so spannend am Klopfen?

Ich möchte gleich zu Beginn erzählen, wie ich EFT zuallererst kennen lernte. An einem Abend vor mehr als achtzehn Jahren saß ich frustriert in meinem Wohnzimmer. Ich war gerade in den letzten Zügen meiner Ausbildung zur systemischen Therapeutin und hatte schon einige systemische Beratungen mit Klienten absolviert, hatte aber deutlich das Gefühl, dass die therapeutischen Fortschritte generell immer noch zu langsam gingen. Die Fragetechniken und das Wissen über den psychologischen Hintergrund waren hilfreich, doch es fehlte noch etwas; zudem hatte ich den Eindruck, dass ich mir selbst nur wenig mit diesem therapeutischen Ansatz helfen konnte.

Ich fing an, im Internet zu surfen und in Foren zu alternativen Heilmethoden zu stöbern und blieb bald an mehreren Einträgen hängen, in denen es um die neue Klopfakupressur-Methode EFT ging. Ich wurde wacher und immer aufgeregter, als ich weiter und weiter las: das klang interessant und aufregend und ich wollte es sofort austesten: Ich rief meine damals 14jährige Tochter Marlene und fragte sie, ob sie bereit wäre, etwas mit mir auszuprobieren. Marlene hatte die letzte Stunde damit verbracht, wütend durch die Wohnung zu laufen und gegen die Französischarbeit zu schimpfen, die sie morgen schreiben sollte. Eine gute Note war nötig, um noch eine halbwegs gute Gesamtnote zu bekommen, aber sie wollte und konnte nicht lernen, sie war völlig blockiert.

Ich hatte bislang eine Stunde mit EFT verbracht und hatte so gut wie keinen Schimmer von dem Ganzen, aber ich hatte schon gelesen, dass nichts Schlimmes passieren könne und war voller Enthusiasmus. Ich beklopfte Marlene mit kurzen Sätzen an den Punkten, die auf der Abbildung am Computer zu sehen waren: Ich hasse die Schule, ich hasse Französisch, ich will nicht lernen, ich hasse es, so unter Druck zu stehen und noch einige Sachen mehr. Nach wenigen Minuten fing Marlene an, ein wenig zu weinen, die Anspannung löste sich, und sie sagte: „Ich glaube, das reicht jetzt, ich gehe jetzt in mein Zimmer und lerne", setze sich hin und bereitete sich zwei Stunden ohne Pause auf ihre Arbeit vor, einfach so! Das wäre vorher schwer vorstellbar gewesen. Am nächsten Tag kam sie freudestrahlend heim und erzählte, dass sie an diesem Tag sogar jemandem Französisch erklärt habe und das noch nie vorgekommen sei, und die Arbeit sei auch gut gelaufen. Im Laufe der nächsten Tage stellte ich auch fest, dass überhaupt kein Gemurre gegen die Schule von ihr kam (nach zwei Wochen kam der Widerstand gegen die Schule wieder auf, natürlich, denn sie war ja weiterhin dort mit all den Dingen konfrontiert, die sie nicht mochte).

Ich hatte nicht ganz nach Protokoll geklopft, ich hatte Texte über EFT nur angelesen, und trotzdem hatte meine kleine Intervention eine so durchschlagende Wirkung gezeigt. Ich war begeistert. In den nächsten Wochen und Monaten las ich alles über EFT, was ich die Finger kriegen konnte und probierte es an mir und meinen Freunden aus. Die Erfolge blieben nicht aus, es war spannend und befriedigend zu sehen und zu fühlen, was für Veränderungen sich bei uns auftaten. Und diese

Begeisterung und Befriedigung hat heute, nach vielen Jahren Erfahrung mit Klienten und vielen Hunderten von Menschen, die schon meine Seminare besucht haben, nicht nachgelassen.

EFT bringt inneren Frieden und Freude

EFT, was man auf deutsch „Technik zur emotionalen Freiheit" nennen kann, ist genau das: eine einfache Technik, ein zuverlässiges Hilfsmittel, um Blockaden unterschiedlichster Art sanft aufzulösen und sich somit mehr Freiheit, mehr Freude und innere Gelassenheit im Leben zu schenken.

Es ist einfach und schnell auch selbstständig zu erlernen und Sie haben immer alles dabei, was Sie dazu brauchen, da Sie nur Ihre Hände benötigen. Es ist flexibel und wirkt auch sehr gut, wenn man mal einen Punkt vergisst oder sonst eine Abweichung macht. Es ist enorm effektiv und wirkt in der Regel in Minutenschnelle, obwohl es natürlich bei schwierigen Themen in der Regel etwas länger braucht. Und es wirkt sanft und schonend; Sie müssen sich nicht ohne Ende in ihren negativen Gefühlen wälzen und den ganzen Schmerz in seiner Fülle nochmals erleben, es genügt, sich einzustimmen und zu klopfen. In diesem Buch finden Sie eine fundierte Anleitung: Sie können es also jetzt gleich ausprobieren.

Mit der Verbindung von Energiearbeit und Gespräch, die wir bei EFT haben, ist die therapeutische Arbeit in eine neue Ära eingetreten. Das kognitive Verstehen alleine, wie beispielsweise bei der Gesprächstherapie, stößt schnell an ihre Grenzen. Vielleicht verstehen wir dann das Problem und die emotionalen Hintergründe, können es aber trotzdem nicht ändern. Wenn wir die energetische Ebene mit hinzunehmen, ist eine viel tiefer gehende Heilung möglich. Nicht nur ein Symptomverschieben oder Verdrängen, oder ein Verstehen des Problems, ohne etwas ändern zu können. Indem wir mehrere Ebenen unseres Seins ansprechen, fällt es nicht mehr so schwer, die tiefer liegenden oft verworrenen Stränge unserer Wünsche und Ängste zu entwirren, unser Energiesystem wieder zu balancieren und mit einem schwierigen Thema ins Reine zu kommen. Und sobald wir mit einem Thema ins Reine kommen, eröffnen sich uns neue Handlungsoptionen.

EFT kann man für alles anwenden

Sie können Klopfakupressur dazu nutzen, um alle Ihre Blockaden eine nach der anderen anzugehen und dabei zusehen, wie sich eine neue Wahlmöglichkeit nach der anderen in Ihrem Leben auftut und Leichtigkeit und Freude exponentiell wachsen. Sie können EFT auf alle Ihre Blockaden anwenden, egal was es ist.

Die Hauptanwendung sind emotionale Blockaden aller Art, wie allgemeine Ängste und Phobien, Selbstwertprobleme, Wut, Ärger, Neid, Eifersucht, Stress, Burn-out, Depressionen, Sich-gefangen-fühlen, Übergewicht, Süchte. Auch negative Überzeugungen wie z.B. dass jmd. keine gute Mutter ist, weil sie arbeitet oder dass Selbstständigkeit immer schwierig ist, können mit Erfolg beklopft werden. Sie können auch für körperliche Probleme klopfen, ob Bluthochdruck oder Kopfweh, Bewegungseinschränkungen oder Diabetes, der Körper spricht hervorragend auf den energetischen Ausgleich an.

Und Sie können generell für Alles klopfen, was nicht vollkommen so ist, wie Sie es gerne hätten, z.B. auch um einen bestimmten Griff beim Geige spielen besser „in die Finger“ zu kriegen oder um Ihr Tennisspiel zu verbessern. Zum Beispiel fragte mich einmal meine 15jährige Tochter, ob ich mit ihr klopfen könne, da sie sich auch mal verlieben wolle, was sie noch nie erlebt hatte. Wir klopften ein paar Minuten, und drei Tage später erzählte sie mir freudestrahlend, dass sie sich tatsächlich in einen Jungen verliebt habe, ein ganz neues Gefühl für sie. Es entstand nicht viel daraus, doch hatte sich für sie etwas ganz Neues geöffnet (und zum Glück konnte sie es auch schnell wieder loslassen). Hier gibt es wirklich keine Grenzen!

EFT bei Lampenfieber und Prüfungsangst

Das ist natürlich das Anwendungsfeld, das Sie am meisten interessiert. Ich habe über die Jahre vielen Menschen geholfen, ihre Prüfungsangst zu vermindern oder bei Lampenfieber zu helfen. Häufig ist die Angst nicht nur vermindert, sondern ganz weg. Eine Teilnehmerin eines EFT-Kurses beklopfte ihren Ex-Mann, der zu einer Talkshow im Fernsehen eingeladen war, und seine Nervosität verschwand. Er war so begeistert, dass er mich bat, die Grundlagen für EFT für seine gesamte Belegschaft in einer Firma, immerhin über 100 Menschen, an einem Tag vorzutragen. Letztendlich ist die größte Schwelle, die Sie haben, sich aufzumachen, etwas Neues, hier das Klopfen, für sich auszuprobieren.

EFT wirkt Wunder

In den richtigen Händen kann EFT wahre Wunder hervorbringen. Selbst Anfänger können mit EFT in mindestens 70 bis 80

% der Fälle anhaltende Erfolge haben. Und wenn Sie etwas Erfahrung gewinnen und schon einige Monate mit sich klopfen, steigt dieser Wert auf 90 %. Dies ist ein außerordentlich hoher Prozentsatz, den kaum eine andere therapeutische Methode erreicht. In der Regel sind die Ergebnisse auch dauerhaft. Wenn sie es mal nicht sein sollten, hat man in der Regel die unterschiedlichen Aspekte des Problems nicht genügend berücksichtigt und beklopft.

EFT hat mein Leben verändert

Lassen Sie sich nicht durch das seltsame Prozedere des Klopfens abschrecken. Ich fand es am Anfang auch seltsam. Wenn Sie aber merken, wie wohltuend und befreiend Klopfakupressur wirkt, werden Sie gerne immer wieder klopfen. Ich habe es genutzt, um alten Groll auf einen Ex-Partner zu klären und loszulassen, um meine Abnehmblockade aufzulösen und viele Kilos abzunehmen (in einer Klopfrunde von 15 Minuten), um mein Selbstbewusstsein zu erhöhen, um alten Familienzwist mit meiner Mutter und meinem Vater zu bereinigen (das hat einige Klopfrunden gedauert), um meine Katzenallergie in wenigen Minuten wegzuklopfen, um Geldblockaden zu bereinigen (in einer Stunde, die sich aber wirklich lohnte) und vieles andere mehr.

Ich habe mit unzähligen Menschen EFT gemacht und gesehen, wie sie unmittelbar davon profitieren. Eine Frau kam eines Tages zu mir, um einen weiterführenden Kurs zu besuchen und erzählte mir, dass sie vor Jahren in einem EFT-Grundkurs bei mir gewesen wäre. Sie erzählte, dass sie danach ihre jahrzehntelange Depressionen und Angstzustände selbstständig aufgelöst habe und nun anderen Menschen mit EFT helfen wolle. Eine andere Frau traute sich nicht, sich selbstständig zu machen und löste erst ihre Ängste mit dem Klopfen auf; jetzt hat sie eine erfolgreiche Praxis. Eine andere Frau löste mit dem Klopfen ihre Gallenkolik in wenigen Minuten auf, obwohl sie diese bei einem Anfall sonst immer die ganze Nacht quälte. Ein Mann traute sich nach einer Gruppensitzung zu Phobien endlich wieder zum Zahnarzt, lies seine Zähne sanieren und war überglücklich. Eine Frau, die regelmäßig geradezu Panik vor den Vorträgen hatte, die sie vor Kollegen halten musste, konnte sich wieder entspannen. Es gibt so viele Geschichten!

Los geht's! Die Grundlagen von EFT

Wie alles begann...

EFT - Technik zur emotionalen Freiheit - gehört zu der Energetischen Psychologie, einer neuen Methode, die sich erst in den letzten Jahrzehnten entwickelt hat. Zu ihr gehören auch andere spannende und innovative Techniken wie BSFF, ZPoint, TAT und einige andere. Das Besondere an all diesen Techniken ist die Verbindung der energetischen Arbeit mit dem Gespräch, also beinhaltet das Klopfen auch einen Bewusstseinsprozess.

Ursprünglich kommt EFT aus der Kinesiologie, einer Heilmethode, die von dem amerikanischen Chiropraktiker Dr. George Goodheart in den 60er Jahren entwickelt wurde. Er entdeckte, dass er über das Testen verschiedener Muskeln herausfinden konnte, wie es seinen Klienten geht und ob eine energetische Unausgeglichenheit in ihrem Körper vorhanden ist.

Um diese unausgeglichene Energie wieder zu balancieren und die Muskeln seiner Klienten zu stärken - er arbeitete ja als Chiropraktiker – und die Energie der Meridiane zu beeinflussen, klopfte und massierte er bestimmte Punkte auf den sogenannten Meridianen. Meridiane sind energetische Bahnen im Körper, die im System der Jahrtausende alten Chinesischen Medizin beschrieben werden. Auf diesen Meridianen befinden sich bestimmte Energiepunkte, auf die mit

Nadeln (Akupunktur) oder Berührung (durch Klopfen oder leichtes Massieren) eingewirkt werden kann. Akupunktur und Akupressur sind schon seit langer Zeit in der Praxis erprobt und sehr hilfreich bei Krankheiten sowie bei seelischen Problemen.

George Goodheart nannte seine neu entdeckte Methode Touch for Health. Er bot Ausbildungsseminare für Therapeuten an, und um 1980 nahm der amerikanische Psychologe Roger Callahan an einer solchen Ausbildung teil. In den Anfängen der Kinesiologie konzentrierten sich die Anwender vor allem auf das Ausgleichen körperlicher Probleme, doch Roger Callahan war einer der ersten, die diese Ausgleichstechnik auch bei emotionalen Problemen anwandten.

Berühmt ist hier die Mary-Geschichte, die den Grundstein dieser Entwicklung legte: Roger Callahans Patientin Mary hatte eine schwere Wasserphobie. Sie geriet unter anderem in Panik, wenn es regnete oder sie auch nur Wasser sah und leider zeigten die üblichen psychotherapeutischen Methoden bei ihr so gut wie keinen Erfolg. Callahan wollte etwas Neues versuchen und klopfte einen der Meridianpunkte bei ihr, den sogenannten Magenpunkt. Die Wirkung überraschte beide, denn die Wasserphobie war nach wenigen Minuten verschwunden. Es war wie ein Wunder.

Danach fing Callahan an, diese Technik zu erforschen und zu erweitern. Er entwickelte Sequenzen von Punkten, die bei bestimmten Problemen zu klopfen waren, vor allem auch bei emotionalen Problemen wie bei Ängsten und Suchtprobleme, und entwickelte ein System, das er Thought Field Therapy (TFT) nannte.

Viele Therapeuten waren von seiner Arbeit inspiriert, erforschten diesen energetischen Ansatz und entwickelten ihn weiter.

Auch der Ingenieur Gary Craig, der sich schon seit Jahren mit Methoden wie Neurolinguistische Programmierung (NLP) und Hypnose beschäftigt hatte, lernte Anfang der 90-er Jahre bei Callahan. Er entwickelte Callahans Methode weiter, vereinfachte sie zu einer einzigen Klopfsequenz, die universell bei jedem Problem angewandt werden kann und nannte sie EFT oder Emotional Freedom Techniques. Gary Craigs Anliegen war es von Anfang an, EFT in die Welt hinaus zu tragen und jedermann als Selbsthilfe-Methode zur Verfügung zu stellen. So behandelte er in den vielen Jahren unzählige Menschen umsonst und arbeitete unermüdlich daran, EFT bekannter zu machen. Heute ist EFT die am schnellsten waschsende Methode der Energetischen Psychologie und wird in fast allen Ländern unserer Welt angewandt. Wenn Sie einen Eindruck von Gary Craig bekommen möchten, gehen Sie zu YouTube und schauen sich einen der zahlreichen Filme an, wie er mit Menschen arbeitet. Das ist zwar auf Englisch (ein recht schnelles Englisch) aber Sie können dort sehen, was für ein herzlicher, humorvoller Mensch und Therapeut er ist.

So funktioniert EFT

Die konventionelle Psychologie geht davon aus, dass bestimmte Ereignisse oder Erinnerungen an Ereignisse negative Gefühle in uns hervorrufen. Wir erleben etwas Negatives oder erinnern uns an etwas Schlimmes und es geht uns schlecht. Die Vertreter der Energetischen Psychologie fanden heraus, dass dabei noch etwas anderes geschieht: unser Energiesystem gerät ins Ungleichgewicht, wir sind energetisch nicht in Balance.

Der psychologische Ansatz ist, am Problem zu arbeiten. Beim energetischen Ansatz hingegen wird an der energetischen Störung gearbeitet. Wenn wir EFT anwenden, beklopfen wir nicht das Problem, auch wenn wir es dabei benennen, sondern wir gleichen Energieströme im Körper aus. Wenn das energetische Ungleichgewicht behoben ist, lösen sich auch die negativen Emotionen auf, die daran gekoppelt sind. Gary Craig hat das so ausgedrückt: *„Die Ursache aller negativen Emotionen ist eine Störung im körpereigenen Energiesystem."*

Ob körperliche Schmerzen oder seelische Belastungen vorliegen, ob Sie Lampenfieber haben oder wütend auf Ihre Schwester sind, die Ursache aller Probleme ist eine Störung im Energiesystem des Körpers. Zudem wird das Gehirn durch die negativen Emotionen in Alarmbereitschaft versetztes bereitet den Körper auf eine Kampf- oder Fluchtreaktion vor. Adrenalin wird ausgeschüttet, der Blutdruck steigt und das Stresshormon Cortisol überschwemmt den Körper. Das Klopfen unterbricht wirkungsvoll diese Kampf/Flucht-Reaktion.

Bei manchen Menschen ist die Amygdala (Mandelkern), die im limbischen System liegt, so übersensibilisiert, dass sie ständig Alarm schlägt und diese Stressreaktionen sehr häufig auftreten, selbst bei ganz alltäglichen Ereignissen, wenn man U-Bahn fährt oder an ein Ereignis der Vergangenheit denkt. Das Klopfen an den Meridianpunkten hilft dabei wirksam, die Amygdala wieder zu beruhigen Untersuchungen in den letzten 10 Jahren an der medizinischen Fakultät in Harvard haben gezeigt, dass die Stimulation von Meridianpunkten die Aktivität der Amygdala und anderer Hirnbereiche, die mit Stress und Ängsten zu tun haben, verringert. Das limbische System speichert die Erinnerung nun neutral ab und die negativen Gefühle werden geringer

Da wir durch das Klopfen die Neurotransmitter im Gehirn positiv beeinflussen und die Energie in den Meridianen ausgleichen, ist es möglich, mit dem immer gleichen einfachen Ablauf die Energie wieder ins Gleichgewicht zu bringen, ganz gleich, wie vielfältig die Themen sein mögen. Wir können so nicht nur emotionale Probleme wie Ängste, Wut und Unsicherheit behandeln, sondern alles in unserem Leben, was nicht im Gleichgewicht ist und weswegen wir uns irgendwie schlecht fühlen, auch korperliche Probleme und Schmerzen. Dazu habe ich schon am zu Beginn einige Beispiele gegeben und ich werde noch zahlreiche zeigen.

Die Klopfakupressur EFT ist also eine Methode, bei der unabhängig von der Problemstellung die immer gleiche Abfolge einiger weniger Punkte beklopft wird. Das ist der Grund, dass man sie so leicht und schnell lernen kann und warum heute schon über 2 Millionen Menschen sie in ihr tägliches Leben integriert haben.

Natürlich kann es in bestimmten Situationen sinnvoll sein, einen der zahlreichen Therapeuten aufzusuchen, die inzwischen mit EFT arbeiten. Doch beim Thema Vortragsangst oder Lampenfieber können Sie in der Regel auch ohne Therapeuten gute Erfolge erzielen. Das Schlimmste, was geschehen kann, ist, dass es keinen Erfolg hat. EFT hat keine negativen Aus- oder Nebenwirkungen. Es ist nur möglich, dass beim Klopfen unangenehme Gefühle oder Körperempfindungen aufkommen, die zum Thema gehören und bislang verdeckt waren. Mit EFT nehmen wir sozusagen den Deckel vom Topf und schauen uns an, was wir bislang lieber verdrängt haben. Das ist natürlich nicht immer angenehm. Wenn Sie sich also bei der Anwendung von EFT zwischendurch schlecht fühlen sollten, klopfen Sie weiter, bis es Ihnen wieder gut geht. Das ist sehr sehr wichtig.

Wir klopfen bei EFT bestimmte Energiepunkte auf den Meridianen, während wir uns auf das Problem einstimmen, d. h. daran denken oder uns einfühlen. Indem wir mental mit dem Problem in Kontakt gehen, wird das Ungleichgewicht im Energiesystem aufgerufen, es ist aktiviert, ähnlich wie ein Computer-Programm aufgerufen wird, und kann dann mit dem Klopfen bearbeitet werden. Die energetische Störung kann ein Zuviel oder Zuwenig an Energie im betroffenen Meridian bedeuten. Durch Beklopfen der Punkte setzen wir einen Reiz und bringen dadurch die Energie wieder ins Fließen.

Das Ungleichgewicht gleicht sich aus. Dieser Ausgleich erfolgt in der Regel sehr rasch, oft in nur wenigen Minuten.

Als ich zum ersten Mal die Geschichte von Mary mit der schnellen Heilung in Minuten hörte, war ich noch sehr skeptisch, ob das wirklich so schnell gehen kann. Aber inzwischen habe ich schon zahlreiche Minutenwunder erlebt und weiß, die unangenehmen Gefühle lösen sich meist in Minutenschnelle auf. Aber auch nicht immer. EFT ist auch keine Wunderheilungsmethode, die immer so schnell den Erfolg bringt. An einem komplexeren Thema muss man mehrere Sitzungen arbeiten, um einen Unterschied zu bemerken. Deswegen geben Sie nicht zu schnell den Mut auf, wenn sich nach einer Stunde klopfen noch nichts getan hat, manchmal muss man hartnäckig bleiben.

Anfangs schlug Gary Craig vor, auf jedem der 14 Meridiane einen, also 14 Punkte zu klopfen. Doch bald fand er heraus, dass die Meridiane untereinander in Verbindung stehen. Von jedem Meridian fließt Energie auf die anderen über, und wegen dieses Austauschs ist es vollkommen ausreichend, nur einen Teil der Meridianpunkte zu klopfen. Heute wird meist die sogenannte Kurzversion mit acht Punkten geklopft. Der letzte Punkt dabei, der Scheitelpunkt, wurde erst später von Gary Craig hinzugenommen.

Die Klopfsequenz

Wenn Sie die folgenden Erklärungen durchgelesen haben, probieren Sie es doch gleich aus. Es ist viel einfacher, einen Handlungsablauf zu erlernen, wenn man ihn wirklich ausführt, als wenn man nur liest, wie man es tun sollte. Dann müssen Sie später nicht über das Prozedere so viel nachdenken, aber keine Sorge: es ist einfacher, als es jetzt klingt.

Wählen Sie das Thema

Wählen Sie ein Problem oder ein Thema aus, das Sie bearbeiten wollen. Je genauer und eindeutiger das Thema angesprochen wird, umso besser wird die Wirkung von EFT sein. Fühlen Sie sich in dieses Problem ein. Dabei genügt es, daran zu denken, Sie müssen sich nicht furchtbar anstrengen, um es wieder herzuholen, einfach daran denken und sich einfühlen.

Schätzen Sie den Stresswert

Bevor die Punkte geklopft werden, schätzen Sie ein, wie stark Sie dieses Thema belastet. Wir verwenden dafür eine Skala von 0 bis 10, wobei 0 für kein Problem, völlig entspannt steht und 10 für maximal, unerträglich stark. Diese Skala hilft Ihnen bei dem Klopfen zu sehen, wo Sie stehen und ob die Intensität des Problems schon abgenommen hat.
Wenn Sie das Problem bewerten, schätzen Sie immer Ihre augenblickliche Empfindung ein, wenn Sie an das Problem denken (und nicht etwa wie es in der Vergangenheit war, als Sie diese Geschichte erlebten).

Der Einstimmungssatz

Der Einstimmungssatz besteht aus zwei Teilen. Der erste Teil lautet:

„Auch wenn ich [Problem], ...“

Setzen Sie hier das Problem ein, das Sie mit dem Klopfen bearbeiten wollen. Wir verdrängen das Problem nicht, wir schieben es nicht weg, wir schauen es uns an. So ist dieser Einstimmungssatz der erste Schritt zur Heilung. Wir stimmen uns auf das Problem ein und rufen das energetische Ungleichgewicht auf in unserem Körper-Seele-Geist-System auf. Der erste Teil könnte beispielsweise lauten: „Auch wenn ich Angst habe, bei meinem Vortrag stecken zu bleiben, ...“; oder: „Auch wenn ich mich bei meiner Kollegin sehr unsicher fühle...“

Der zweite Teil des Einstimmungssatzes lautet:

„...liebe und akzeptiere ich mich von ganzem Herzen.“

Der vollständige Einstimmungssatz könnte also lauten:

„Auch wenn ich wütend auf mich bin, weil ich morgens einfach nicht aus dem Bett komme, liebe und akzeptiere ich mich von ganzem Herzen“ oder
„Auch wenn meine Hände feucht werden, wenn ich an meinen Auftritt denke, liebe und akzeptiere ich mich von ganzem Herzen.“

Manchmal fragen mich Klienten: Aber wie kann ich das sagen? Ich liebe mich doch nicht damit. Und ich antworte: Genau, deshalb klopfen wir es ja auch.
Nur wenn Sie dieses „liebe ich mich“ wirklich nicht über die Lippen bringen, weil Sie sich gar zu weit weg davon fühlen, können Sie es durch die Variation „bin ich okay, so wie ich bin“ ersetzen.
Während Sie diesen Einstimmungssatz dreimal wiederholen, klopfen Sie entweder mit zwei Fingern den Handkantenpunkt oder Sie massieren mit den Fingerspitzen einer Hand leicht den sensiblen Punkt.

Der sensible Punkt ist ein neurolymphatischer Punkt. Er liegt im oberen Brustbereich, etwa zehn Zentimeter vom Halsgrübchen nach unten und nochmals sieben bis zehn Zentimeter nach links oder rechts. Finden Sie einen Punkt, der sich sensibler anfühlt, als die Umgebung, oder auch etwas weh tut. Ob Sie den Punkt auf der linken oder rechten Seite wählen, macht keinen Unterschied (manche massieren ihn auch auf beiden Seiten, das ist allerdings nicht unbedingt nötig). Und machen Sie sich nicht zu viel Gedanken, meiner Erfahrung nach finden Sie auf jeden Fall einen Punkt, der für Sie funktioniert.

Während Sie den Handkantenpunkt klopfen oder den sensiblen Punkt massieren, sprechen Sie drei Mal den Einstimmungssatz. Beispielsweise könnten Einstimmungssätze etwa so lauten:

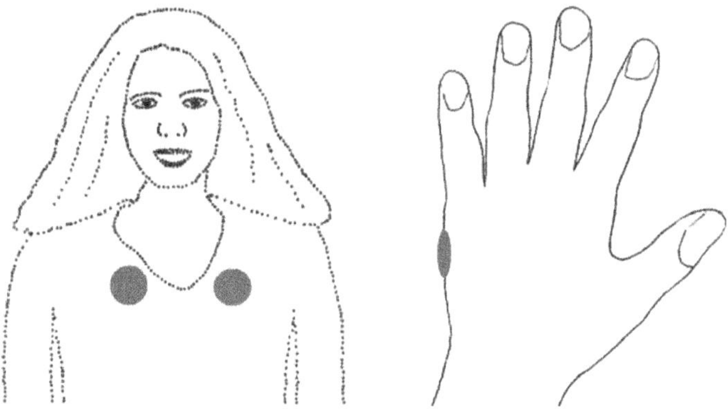

„Auch wenn ich Angst habe, auf die Bühne zu treten, liebe und akzeptiere ich mich von ganzem Herzen."
„Auch wenn ich mich dafür verurteile, dass ich zwei linke Hände habe, liebe und akzeptiere ich mich von ganzem Herzen."
„Auch wenn ich mein Aussehen einfach nicht akzeptieren kann, liebe und akzeptiere ich mich voll und ganz."

Formulieren Sie diese Sätze in Ihrer ganz eigenen Sprache, genauso wie Ihnen „der Schnabel gewachsen ist", und verwenden Sie ruhig die drastischen Ausdrucke, die Ihnen in den Sinn kommen. Je authentischer Sie genau das ausdrücken, was Sie in diesem Moment fühlen und denken, um so präziser kann EFT greifen. Eine Hilfe könnte sein, dass Sie sich vorstellen, es einer guten Freundin oder Freund zu erzählen, drücken Sie es genau so aus, wie Sie es empfinden.

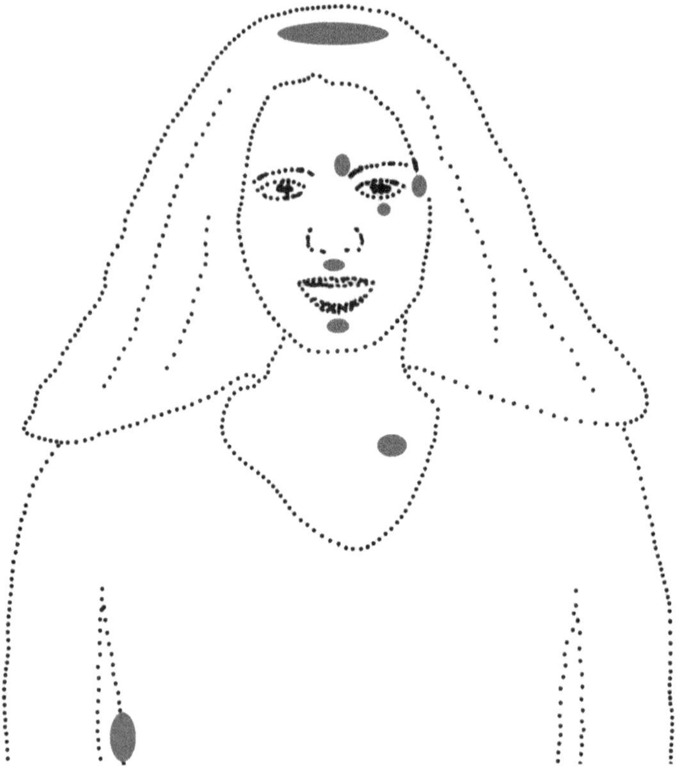

Die Klopfpunkte

Zum Klopfen legen Sie zwei Finger zusammen und klopfen mit ganz leichtem Druck und lockeren Fingern die Fingerspitzen etwa fünf- bis siebenmal auf jeden einzelnen Klopfpunkt. Die acht Klopfpunkte werden immer in der gleichen Reihenfolge durchlaufen. Punkte, die nicht auf der Mittelachse liegen, gibt es symmetrisch rechts und links. Wählen Sie hier nach Ihrem Gefühl, welche Seite Sie lieber klopfen.

Links oder rechts klopfen ist beides gut. Wenn Sie lieber möchten, können Sie auch ein paar Runden rechts klopfen und dann links. Die Meridiane auf der gegenüberliegenden Seite ziehen innerhalb eines Sekundenbruchteils nach.

Gehen Sie die folgende Liste durch und orientieren sich an der Abbildung, um die Punkte zu lokalisieren. Machen Sie sich keine großen Gedanken, ob Sie die Punkte auch treffen. Die Punkte selbst sind sehr klein, viel kleiner als die zwei zusammengelegten Fingerkuppen. Und selbst wenn Sie etwas neben dem Punkt klopfen, ist das auch noch gut.

AB am inneren Ende der Augenbraue
SA seitlich am Auge, auf dem knöchernen Rand
MA mittig unter dem Auge, auf dem Jochbein
UN unter der Nase, auf der Mitte zwischen Nase und Mund
UM unter dem Mund, in der Vertiefung zwischen Mund und Kinn
SB Schlüsselbeinpunkt, knapp unterhalb der Verbindung von Schlüsselbein und Brustbein
UA unter dem Arm, seitlich am Brustkorb, auf der Höhe der Brustwarze
AK auf dem Kopf, auf dem höchsten Punkt des Kopfes

Diesen letzten Punkt oben auf dem Kopf klopfen Sie mit allen Fingern einer Hand.

Bei jedem Punkt sprechen Sie, während Sie ihn fünf- bis siebenmal klopfen, eine Kurzversion des Einstimmungssatzes in der Form: **„Mein [Problem]"**; oder: **„Ich [Problem]"**. Also beispielsweise:

„Meine Angst vor dem Vorsingen"

„Ich bin eifersüchtig"

„Ich fühle mich wertlos"

„Ich hasse mich, weil ich versagt habe"

„Ich habe Angst, dass mir die Stimme versagt"

Diese acht Punkte klopfen Sie in der vorgegebenen Reihenfolge nacheinander, das ist ein Klopfdurchlauf.

Stresswert erneut einschätzen
Atmen Sie einmal langsam ein und aus. Schätzen Sie nun Ihr Problem erneut auf der Skala von 0 bis 10 ein. Diesen ganzen Ablauf nennen wir eine Klopfrunde. Normalerweise geht der Skalenwert des Problems mit jeder Klopfrunde nach unten, das heißt, das Problem verliert an Gewicht. Es erscheint einem so, als würde es weiter wegrücken, nicht mehr so wichtig und präsent sein. Klopfen Sie so viele Runden, bis der Wert auf 0 ist oder wenigstens 1 oder 2 erreicht hat. Sie müssen den Wert nicht unbedingt nach jeder Klopfrunde einschätzen, nach jeweils zwei bis drei Runden genügt vollkommen.

Wichtig: Trinken Sie genügend Wasser vor oder auch während der Sitzung. Oft berichten mir Klienten, dass Sie während des Klopfens besonders viel Durst haben. Damit gibt der Körper ein deutliches Signal, dass er Wasser braucht.

Es kann vorkommen, dass Ihnen beim Klopfen ganz leicht schwindlig oder schummrig wird oder dass Sie Energie im Körper pulsieren spüren. Das ist völlig normal und ein gutes Zeichen, weil es zeigt, dass eine innere Veränderung geschieht und die Energie ins Fließen kommt. Auch häufiges Gähnen oder Seufzen kommt vor. Das ist eine einfach Art, wie der Körper Stress auflöst und loslässt.

Die Neun-Gamut-Sequenz

Die Neun-Gamut-Sequenz bewirkt, dass die Gehirnhälften besser zusammenarbeiten, was die Lösung des Stresses unterstützt. Anfangs hat Gary Craig die Gamuts nach jeder Klopfrunde machen lassen, heute werden sie mehr intuitiv eingesetzt. Besonders wenn viele Klopfrunden nötig sind, um den Skalenwert runter zu bringen, ist es sehr sinnvoll, dann und wann diese Sequenz einzuschieben, weil sie das Gehirn erfrischen und wieder aufnahmefähig machen. Auch wenn es beim Klopfen nicht so gut oder so schnell vorangeht, wie Sie es sich wünschen, sind die Gamuts hilfreich.

Die neun Gamuts sind einfache, kleine Handlungen. Schauen Sie die ganze Zeit geradeaus und halten den Kopf still. Wich-

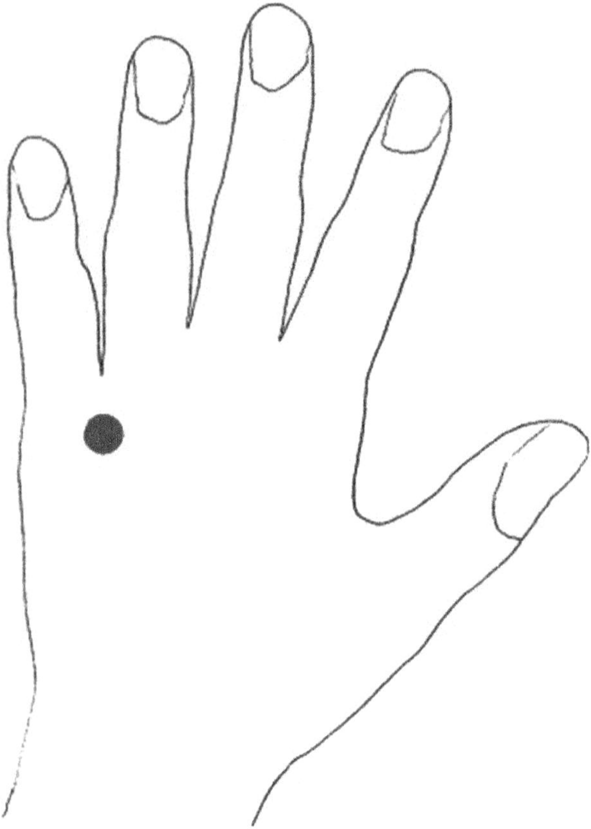

tig: Sie müssen währenddessen nicht an Ihr Problem denken, führen sie einfach diesen Ablauf aus. Das kann auch manchmal hilfreich sein, es zwei oder drei Mal hintereinander zu machen.

- Augen schauen geradeaus
- Augen schließen und wieder öffnen
- Augen nach scharf unten links schauen
- Augen nach scharf unten rechts schauen
- Mit den Augen eine große Kreisbewegung machen
- Mit den Augen eine große Kreisbewegung in der Gegenrichtung machen
- Eine kurze Melodie summen
- Von Fünf bis Eins zählen
- Eine kurze Melodie summen

Das dauert allerhöchstens eine Minute, nicht mehr. Während Sie diese Prozedur durchlaufen, klopfen Sie die ganze Zeit über mit zwei Fingern den Serienpunkt (auf dem Bild davor). Er liegt auf dem Handrücken zwischen Ring- und kleinem Finger.

Die Klopfsequenz kompakt

- Wählen Sie Ihr Problem
- schätzen Sie den Stresswert
- Klopfen Sie den Handkantenpunkt oder massieren Sie den sensiblen Punkt und sprechen dreimal den Einstimmungssatz
- Klopfen Sie die acht Punkte und sprechen bei jedem Punkt eine Kurzversion. Machen Sie in der Regel mehrere Durchläufe.
- Schätzen Sie den Stresswert erneut ein

Wenn der Stresswert noch nicht auf 0 (oder 1, 2) ist, machen Sie weiter. Nach drei bis fünf Klopfdurchläufen ist es sinnvoll, zwischendurch die Neun-Gamut-Sequenz zu machen. Wie schon erwähnt, können Sie, wenn Sie viele Klopfrunden machen, auch nur alle drei bis vier Runden den Stresswert einschätzen.

Die Sätze variieren

Wenn Sie beginnen, ein Thema mit EFT zu bearbeiten, dann formulieren Sie zunächst einen Einstimmungssatz und seine Kurzform. Damit klopfen Sie dann, bis der Stresswert auf 0 oder nahe daran ist. Nun zeigt aber die Erfahrung, dass ein Problem meist nicht mit einem einzigen Einstimmungssatz umfassend zu bearbeiten ist. Das Problem hat verschiedene Aspekte, besteht also quasi aus verschiedenen Teilen. Jedes Teilproblem oder jeder Aspekt muss für sich mit EFT angesprochen werden. Ich gehe weiter unten noch näher darauf ein.

Es kann zum Beispiel sein, dass Ihnen während des Klopfens neue Ideen zu Ihrem Problem kommen oder Ihnen eine andere Formulierung für den Einstimmungssatz einfällt. Das sind sehr nützliche Impulse, die Ihnen Ihr Energiesystem übermittelt. Notieren Sie diese Einfälle, klopfen aber mit dem derzeitigen Einstimmungssatz, bis der Stresswert auf 0 ist oder nahe daran. Dann formulieren Sie aus Ihren Notizen einen neuen Einstimmungssatz und klopfen mit dem weiter. So beschreiben Sie das Problem immer weiter und vermutlich dringen Sie auch immer tiefer zu seinem Kern vor, denn es kann gut sein, dass sich unter dem Thema, mit dem Sie zu klopfen beginnen, tiefere Probleme verbergen, die Ihnen zunächst noch gar nicht bewusst sind.

Wenn allerdings ein neues Gefühl auftaucht, das stark ist, klopfen Sie allerdings sofort an diesem neuen Gefühl weiter, natürlich mit neuem Einstimmungssatz. Prüfen Sie aber danach, wie es mit dem vorigen Aspekt, der nicht ganz runter geklopft wurde, steht. Vielleicht müssen Sie da nochmals klopfen.

Auch wenn Ihnen beim Klopfen nichts Neues einfällt, ist es sinnvoll, nach Verringerung des Stresswerts den Einstimmungssatz zu variieren und damit weitere Runden zu klopfen. Zu den wichtigsten und häufigsten Themen, die meiner Erfahrung nach eine Rolle spielen (und wir haben doch alle ähnliche Probleme ☺), habe ich weiter hinten verschiedene Klopfsequenzen aufgeführt, damit Sie genügend Material haben, auch wenn Ihnen noch nicht so viele Variationen von Einstimmungssätzen einfallen. So können Sie auch wunderbar mit EFT an Ihren Themen arbeiten, auch wenn Sie keine eigenen Sätze bilden möchten.

Dabei variiere ich den Einstimmungssatz sowie dessen Kurzform an jedem der acht Klopfpunkte, indem ich das Thema umkreise und unterschiedliche Formulierungen finde. So löst sich der Stress des Problems schneller und das Klopfen ist inhaltsvoller und treffsicherer.

EFT ist eine sehr flexible Methode. Am wirksamsten sind Sie mit dem Klopfen, wenn Sie die Sätze spontan und intuitiv wählen. Lassen Sie in Ihr Bewusstsein aufsteigen, was Ihnen zu dem Thema einfällt. Das braucht anfangs vielleicht ein wenig Übung, aber bald fließen die Sätze ganz spontan. Natürlich müssen Sie darauf achten, bei dem Thema zu bleiben, das Sie aktuell bearbeiten. Wenn Ihnen Sätze einfallen, die derzeit zu abseits zu liegen scheinen, notieren Sie sie für spätere Klopfsitzungen.

Klopfen Sie den einen Aspekt des Problems, umkreisen Sie es, variieren Sie es, aber entfernen sich nicht so weit davon, dass Sie im Grunde ein neues Thema beklopfen, bevor Sie diesen Aspekt nicht gut aufgelöst haben. Man muss es nicht eilig haben. EFT ist eine schnell wirkende Methode und selbst wenn man gründlich arbeitet, kann man in einer Sitzung durchaus zehn, fünfzehn verschiedene Aspekte durchlaufen.

Wenn Sie ein Problem haben, werden Sie durch verschiedene Stadien der Verarbeitung gehen, und EFT hilft Ihnen, es sehr viel schneller zu verarbeiten und zu integrieren. Sie müssen achtsam sein und ehrlich in sich hinein fühlen, um die verschiedenen Aspekte zu finden. Haben Sie keine Angst vor dem, was da an „schlimmen" Dingen auftaucht. Wir haben alle in irgendeiner Form negative Gefühle, Sie stehen damit nicht alleine. Aber wir müssen dieses Negative in uns erst wahrnehmen und ins Bewusstsein bringen, bevor wir es loslassen können. Dazu müssen Sie ganz unbedingt ehrlich zu sich selbst sein, denn sonst klopfen Sie sozusagen „um den heißen Brei herum", und nicht das, was Sie wirklich bewegt und stört.

Wenn Ihnen keine unterschiedlichen Sätze und Variationen einfallen, können Sie aber auch bei einer Variante des Einstimmungssatzes und der Kurzform bleiben. Das ist für die ersten Versuche oft auch einfacher.

Positive Sätze klopfen

Der Sinn des Einstimmungssatzes und der Kurzform beim Klopfen der Punkte ist, das Problem und damit die Energieblockade im System zu aktivieren, damit sie durch die Stimulation der Meridianpunkte gelöst und wieder ins Fließen gebracht werden kann. Deshalb formulieren wir diese Sätze zuallererst negativ.

Es ist aber auch möglich, mit positiven Sätzen, so genannten Affirmationen zu klopfen, wie ich das auch bei den Klopfsequenzen zeige. Wenn Sie das tun wollen, dann klopfen Sie zunächst mit dem normalen Klopfablauf so lange, bis der Stresswert mindestens um die Hälfte oder besser noch Dreiviertel gesunken ist, also beispielsweise von 8 auf 3. Dann erst wechseln Sie zu einer positiven Affirmation, formulieren bei den acht Klopfpunkten also nicht Ihr Problem, sondern Ihr Ziel, zum Beispiel: „Ich fühle mich besser und besser" oder: „Ich vertraue mir immer mehr". Ermitteln Sie auch dabei laufend den Stresswert.

Es ist wie bei einem Garten, der von Unkraut überwuchert ist. Bevor Sie ihn bepflanzen können, müssen Sie erst das Unkraut jäten. Nur dann haben die Blumenzwiebeln, die Sie einpflanzen, eine gute Chance, zum Blühen zu kommen. So ist es auch mit den positiven Sätzen. Ihr Unbewusstes kann die positiven Aussagen erst voll und ganz annehmen, wenn ein guter Teil des Problems aufgelöst ist. Dann erst sind Affirmationen eine wirksame Hilfe, um sich besser zu fühlen, sich voller Energie auf das Ziel hin zu bewegen und den restlichen Stress aufzulösen.

Dieses Unkraut ist auch der Grund, warum Affirmationen nicht das gewünschte Ergebnis bringen, wenn man nicht zuerst die negativen Sätze klopft. Wenn ich widerstrebende Überzeugungen und Glaubenssätze in mir habe, ist beim Sprechen der Affirmation sofort eine lautlose innere Stimme da: „Ha, das stimmt doch gar nicht. Was redest du denn da!" Das Unterbewusstsein nimmt die Affirmation nicht an. Deshalb sollte erst das Negative weitgehend aufgelöst werden, um dann den positiven Impuls zu klopfen.

Manchmal gibt es Widerstand dagegen, die negativen Einstimmungssätze zu sprechen, weil man ja seit Jahren immer wieder gehört hat, man solle positiv denken und sprechen. Grundsätzlich stimmt das natürlich, denn wenn wir das Negative ansprechen und unsere Aufmerksamkeit darauf richten, verstärken wir es in unserem Leben.

Hier geht es aber darum, durch den Einstimmungssatz die energetische Blockade zu aktivieren, damit sie durch das

Klopfen aufgelöst werden kann. Es ist völlig ausgeschlossen, dass Sie mit dem Klopfen der negativen Sätze das Problem noch verstärken. Das habe ich mit Hunderten von Klienten und Kursteilnehmern noch nie erlebt. Möglich ist allerdings, dass es innerhalb der ersten Klopfrunde mit negativen Sätzen zu einer Verstärkung des Gefühls kommen kann, weil Sie noch nicht wirklich auf Ihr Problem eingestimmt waren. Diese nimmt aber sofort innerhalb von 10 bis 30 Sekunden wieder ab, wenn Sie weiter klopfen.

Die psychische Umkehr

In der Kinesiologie wird vorwiegend mit einem Muskeltest gearbeitet. Er beruht darauf, dass uns eine positive Aussage gut tut und energetisch stärkt, während eine negative Aussage Stress erzeugt und schwächend wirkt. Diese Reaktion wird mit dem Muskeltest festgestellt.

Roger Callahan entdeckte nun aber, dass der Testmuskel bei manchen Menschen auf positive Aussagen schwach reagierte und bei negativen stark. Dieses Phänomen nannte er psychische Umkehr (PU). Sie ist Hinweis auf eine energetische Blockade, bei der die Energie in die falsche Richtung läuft. Man ist sozusagen energetisch verkehrt herum gepolt. Eine psychische Umkehr in einem bestimmten Bereich bewirkt, dass sich die betroffene Person zu ihrem Ziel oder ihrer Absicht völlig konträr verhält, sich also selbst immer wieder sabotiert – oft ohne es selbst zu bemerken. Die Erfahrung wird dann etwa so zusammengefasst: Ich kann machen, was ich will, ich habe einfach keinen Erfolg, oder ich kann mir das noch so oft vornehmen, ich mache es dann ja doch nicht.

Nehmen wir zum Beispiel eine Frau, die bis jetzt erfolglos versucht hat, abzunehmen. Wenn sie den Satz spricht: „Ich möchte in diesem Jahr soundso viel Kilos abnehmen", testet ihr Muskel schwach. Es liegt offensichtlich eine psychische Umkehr vor, die ihr Vorhaben energetisch blockiert. Unbewusst wird sie alles Mögliche tun, um ihr Ziel zu sabotieren. Entsprechend wird sie auf einen Muskeltest mit dem Satz: „Ich möchte dick bleiben", stark, also positiv reagieren. Die psychische Umkehr bewirkt, dass der Mangel in Harmonie mit ihrem Energiesystem ist.

Wenn wir etwas nicht tun, obwohl wir wissen, dass es uns gut täte, oder sogar das Gegenteil machen, liegt eine psychische Umkehr vor. Auch wenn wir beispielsweise aus Frust oder Angst zu viel essen, obwohl wir abnehmen wollen, ist eine psychische Umkehr die Ursache. Unser Unterbewusstsein liefert uns mit „Frust" oder „Angst" das (scheinbare) Argument, gegen unser erklärtes Ziel zu handeln. Jedes Sabotageprogramm in uns ist auf eine psychische Umkehr zurückzuführen.

Wenn wir den Einstimmungssatz sprechen, wird durch das Klopfen des Handkantenpunktes oder Massierens des sensiblen Punktes die damit verbundene psychische Umkehr angesprochen und (zumindest vorübergehend) aufgelöst. Manchmal reicht das aber nicht aus, weil die psychische Umkehr zu massiv ist. Jede Form von Suchtverhalten, zwanghaften Verhaltensweisen oder chronischen Krankheiten geht auf psychische Umkehrungen zurück.

Eine psychische Umkehr sollte vor dem eigentlichen Klopfen behandelt werden, um die Bahn frei zu machen. Lesen Sie die folgenden Sätze aufmerksam und fühlen in sich hinein, mit welchen Sie in Resonanz gehen, was sich durch Zustimmung, aber auch heftige Ablehnung: „Ich doch nicht!", zeigen kann. Vor allem sollten Sie das mit den Themen tun, die Ihnen schwierig und unüberwindlich erscheinen. Mit all diesen Sätzen sollten Sie klopfen, bevor Sie Ihre anderen Themen in Verbindung mit dem Problem angehen. Wenn Sie bei einem Satz unsicher sind, sollten Sie ihn auf jeden Fall auch klopfen. Und am besten ist es, wenn Sie unsicher sind, wenn Sie und ein existentielles Thema angehen möchten, einfach jeden dieser Sätze klopfen, denn schaden kann es nicht und Sie sind sicher, nichts zu übersehen.

Machen Sie mit jedem Satz einen normalen Klopfablauf wie beschrieben. Dabei sollen die Sätze nicht weiter variiert werden. Bleiben Sie bei dem einen Einstimmungssatz und seiner Kurzversion. Es ist gut, diese Sätze für eine gewisse Zeit jeden Tag zu klopfen, um sicher zu gehen, dass die psychische Umkehr aufgelöst wird, auch wenn sie vielleicht hartnäckig ist.

„Auch wenn ich nicht gut genug bin, so wie ich bin, liebe und akzeptiere ich mich von ganzem Herzen"

Kurzversion: „Ich bin nicht gut genug"

„Auch wenn ich mich nicht mit all meinen Problemen akzeptieren kann, liebe und akzeptiere ich mich von ganzem Herzen."

Kurzversion: „Ich kann mich nicht mit meinen Problemen akzeptieren"

„Auch wenn ich meine Probleme nicht voll und ganz überwinden kann, liebe und akzeptiere ich mich von ganzem Herzen."

Kurzversion: „Ich kann meine Probleme nicht überwinden"

„Auch wenn ich meine Probleme nicht voll und ganz überwinden will, liebe und akzeptiere ich mich."

Kurzversion: „Ich will meine Probleme nicht überwinden"

„Auch wenn es für mich nicht sicher ist, meine Probleme zu überwinden, liebe und akzeptiere ich mich."

Kurzversion: „Es ist für mich nicht sicher"

„Auch wenn ich Angst habe, meine Probleme zu überwinden, liebe und akzeptiere ich mich von ganzem Herzen."

Kurzversion: „Ich habe Angst"

„Auch wenn ich es nicht verdiene, mein Problem zu überwinden, liebe und akzeptiere ich mich."

Kurzversion: „Ich verdiene es nicht"

„Auch wenn ich nicht daran glaube, dass ich mein Problem überwinden kann, liebe und akzeptiere ich mich von ganzem Herzen."

Kurzversion: „Ich glaube nicht, dass ich Erfolg haben kann"

„Auch wenn ich es nicht wert bin, so zu leben, wie ich es möchte, liebe und akzeptiere ich mich voll und ganz."

Kurzversion: „Ich bin es nicht wert"

„Auch wenn ich nicht alles dafür tue, meine Probleme zu überwinden, liebe und akzeptiere ich mich von ganzem Herzen."

Kurzversion: „Ich tue nicht alles dafür"

„Auch wenn ich mich immer wieder selbst sabotiere, liebe und akzeptiere ich mich von ganzem Herzen."

Kurzversion: „Ich sabotiere mich selbst"

„Auch wenn nichts und niemand mir helfen kann, liebe und akzeptiere ich mich."

Kurzversion: „Nichts und niemand kann mir helfen"

„Auch wenn ich mir nicht gestatte, Erfolg zu haben, liebe und akzeptiere ich mich von ganzem Herzen."

Kurzversion: „Ich gestatte mir nicht, Erfolg zu haben"

„Auch wenn mir Veränderungen Angst machen, liebe und akzeptiere ich mich."

Kurzversion: „Veränderungen machen mir Angst"

Und hier noch ein paar Sätze für den gar nicht so seltenen Fall, dass Sie an EFT zweifeln und Schwierigkeiten haben, an ein erfolgreiches Klopfen zu glauben.

„Auch wenn ich im Grunde nicht glaube, dass EFT eine wirksame Methode ist, liebe und akzeptiere ich mich."

Kurzversion: „Ich glaube nicht an EFT"

„Auch wenn EFT bei mir sicher nicht funktioniert, liebe und akzeptiere ich mich von ganzem Herzen."

Kurzversion: „EFT funktioniert bei mir nicht"

„Auch wenn EFT zu verrückt ist und mir nicht helfen kann, liebe und akzeptiere ich mich."

Kurzversion: „EFT kann mir nicht helfen"

Mit Gefühlen umgehen

Bis jetzt haben wir unliebsame Gefühle als etwas Unerwünschtes angesehen, das wir schnell umwandeln wollen, und das ist auch ganz richtig so. Warum sollten wir etwas aushalten, wenn wir es mit einer so effektiven Methode wie EFT schnell ändern können? EFT ist eine unschätzbare Hilfe bei der Lösung emotionaler Probleme.

Doch das ist nur die eine Seite, die andere ist, dass unangenehme Gefühle nicht nur unangenehm und leidvoll sind, sie sind auch ein Indikator, der uns unbestechlich anzeigt, wo wir in Bezug auf ein bestimmtes Thema gerade stehen und dass dieser Standpunkt vielleicht nicht so ganz dem entspricht, was wir uns unter Glück und Lebensfreude vorstellen.

Es reicht nicht immer aus, negative Gefühle mit EFT aufzulösen und es dabei zu belassen. Negative Gefühle, die immer wieder auftauchen, weisen darauf hin, dass es Not tut, tiefer zu schürfen und an den Lebensgewohnheiten wirklich etwas zu ändern. Mit EFT verändern wir die Einstellung zu dem Thema, zu dem wir klopfen. Oft ändert sich allein dadurch schon die Situation zum Besseren. Doch es gibt auch Fälle, bei denen wir mehr tun müssen.

Um ein Beispiel zu nennen: Wenn Sie erkennen, dass Sie immer wieder unnötige Spontaneinkäufe machen, wenn Sie traurig sind, dann können Sie diese Zwangshandlung mit EFT auflösen. Das bewirkt aber nicht, dass Sie nicht mehr traurig sind. Natürlich können Sie dann EFT auf die Traurigkeit anwenden. Wenn die Traurigkeit aber immer wieder kommt, dann sollte man nach dem Auslöser dafür forschen. Das kann zum Beispiel eine lieblose Partnerschaft sein. Auf die Lieblosigkeit in der Partnerschaft wirkt EFT natürlich nicht, deshalb müssen Sie an diesem Punkt eine Entscheidung treffen.

Sie können alles beim Alten lassen und sich mit fortgesetztem Klopfen über Wasser halten. Sie können die Partnerschaft beenden und Ihr Glück neu versuchen. Oder Sie können grundlegende Änderungen in der Partnerschaft anstreben. Dabei kann Ihnen (und Ihrem Partner) EFT natürlich ebenfalls helfen.

Noch ein anderes Beispiel: Meine Tochter besuchte vor vielen Jahren die zwölfte Klasse im Gymnasium. Sie hatte immer wieder Probleme, morgens aus dem Bett zu kommen, schob die Hausaufgaben lustlos vor sich her und hasste Klassenarbeiten.

Das einzig Gute an der Schule war, dass sie ihre Freunde dort traf, gegen alles andere hatte sie einen beträchtlichen Widerstand aufgebaut. Wenn ich mit ihr EFT machte, schwand der Widerstand schnell und sie machte sich morgens mit bester Laune auf den Weg zur Schule, aber nach etwa zwei Wochen baute er sich wieder auf, weil seine Ursache nicht behoben war. Und dann waren auch die unangenehmen Gefühle wieder da. Sie hatte sich jedoch dazu entschlossen, diese unangenehme Situation zu ertragen, um ihr Ziel, das Abitur, zu erreichen, also war das eine dieser Situationen, die man eben aushält, um etwas anderes zu erreichen.

Wenn also bestimmte negative Gefühle immer wieder auftauchen, obwohl Sie sie erfolgreich klopfen, können Sie prüfen, ob es tiefer liegende Gründe gibt oder ob Sie eine grundsätzliche Entscheidung treffen sollten, um den Auslöser für diese Gefühle aus Ihrem Leben zu entfernen, so dass Sie auf Dauer glücklicher und entspannter sein können.

Ein Beispiel aus der Praxis

Wenn der Einstimmungssatz recht allgemein formuliert ist, kann man damit durchaus eine gewisse Wirkung erzielen, beispielsweise mit Sätzen wie: »Auch wenn ich ein ängstlicher Mensch bin, liebe und akzeptiere ich mich voll und ganz«; oder: »Auch wenn ich ein schlechtes Selbstwertgefühl habe, liebe und akzeptiere ich mich.« Das ist schon mal kein schlechter Anfang, meist aber kratzen Sie damit aber nur an der Oberfläche und bewirken nur eine kleine energetische Veränderung.

Deswegen ist es sinnvoll, das Problem, das bearbeitet werden soll, in einzelne Aspekte aufzuteilen, um punktueller ansetzen zu können. Je spezifischer die Formulierung ist, mit der Sie klopfen, umso genauer Sie das Problem benennen, um das es geht, desto besser wirkt das Klopfen. Das heißt, wenn Sie ein Problem haben, ist es empfehlenswert, mehrere unterschiedliche Klopfsequenzen zu klopfen, nämlich alle Aspekte, die das Problem beinhaltet.

Stellen Sie sich vor, wie Sie eine große Fläche matt beleuchten, wenn Sie eine Taschenlampe aus größerem Abstand darauf richten. Wenn Sie aber ganz nah herangehen, haben Sie einen gebündelten Lichtstrahl auf einer viel kleineren Fläche und können deshalb auch viel genauer sehen, was da ist.

Bearbeiten Sie einen Aspekt nach dem anderen und gehen Sie möglichst erst dann zum nächsten Aspekt über, wenn Sie den einen vollständig aufgelöst haben (außer, wie schon erwähnt, wenn ein starkes Gefühl aufkommt, dann können Sie gleich zu diesem springen). Ich möchte das an einem Beispiel aus meiner Praxis verdeutlichen.

Eine junge Frau kam mit Lampenfieber und Angst, vor anderen Menschen zu sprechen, zu mir in die Praxis. Sie war dabei, ihr Studium in Chemie abzuschließen und musste noch die Präsentation ihrer Abschlussarbeit vor mehreren Professoren und anderen Mitwirkenden halten. Das schien ihr ganz und gar unmöglich.

Wir hätten anfangen können, mit dem Satz zu klopfen: „Auch wenn ich solche Angst habe, vor Menschen zu sprechen, liebe und akzeptiere ich mich von ganzem Herzen." Das hätte eine gewisse Wirkung gezeigt, aber wahrscheinlich nicht ausgereicht, um die Angst vollständig zu beseitigen. Wirkungsvoller ist es, die verschiedenen Aspekte der Angst zu klopfen. Also bat ich sie, an diese Präsentation zu denken und die Angst auf der Skala von 0 bis 10 einzuschätzen. Sie war auf 9 bis 10, sagte sie. Die Angst war also sehr stark.

„Was macht Ihnen dabei am meisten Angst?" fragte ich. „Dass ich mitten in der Rede stecken bleibe, mich verhaspele und blamiere." Das war für sie der wichtigste Aspekt des Problems. Dafür klopften wir: „Auch wenn ich solche Angst habe, mitten in meiner Rede stecken zu bleiben und mich zu blamieren, liebe und akzeptiere ich mich von ganzem Herzen." Dazu wählten wir die Kurzform: „Ich habe große Angst, stecken zu bleiben" und „Ich habe Angst, mich zu blamieren."

Als wir damit den Skalenwert deutlich reduziert hatten, fragte ich sie, was sie noch für Bedenken hätte. Sie nannte mehrere Aspekte wie: „Ich habe Angst, dass mich alle anschauen. Sie könnten merken, dass ich gar nicht so viel weiß. Ich könnte anfangen zu stottern." Außerdem erwähnte sie wieder die Angst, sich zu blamieren. Alle diese Bedenken sind Aspekte des Lampenfiebers und wir klopften sie alle nacheinander - bei jedem neuen Aspekt machten wir auch wieder einen neuen Einstimmungssatz. Der Wert ihrer Angst ging so immer weiter nach unten, bis sie nach etwa einer halben Stunde sagte, sie würde sich schon viel entspannter und gelöster fühlen.

Die Angst, sich zu blamieren, geht in der Regel damit einher, dass man dem, was andere Menschen über einen denken, einen übersteigerten Wert beimisst. Deshalb fragte ich sie, ob dies ein Problem für sie sei. Sie bestätigte, dass sie sich meist an dem orientieren würde, was andere sagen, anstatt auf ihre eigene Stimme zu hören. Dazu klopften wir ebenfalls mehrere Runden. Danach machten wir noch mehrere Runden EFT mit positiven Sätzen, die bestärken, sich vor anderen selbstbewusst und frei zu fühlen.

Dann fragte ich erneut nach ihrem Skalenwert. Nun war die Angst auf 2, was sehr gering ist. Da ich am Anfang auch gefragt hatte, wann diese Angst denn begonnen hatte, und die Klientin erwähnt hatte, dass es bei einem Vorlesen in der Schule gewesen sei, bei dem der Lehrer sich über sie lustig gemacht hatte, klopften wir auch diese negative Erinnerung. Danach war sie zuversichtlich, dass sie diese Präsentation souverän meistern könne. Mehrere Wochen später schickte sie mir eine SMS: „Hat alles sehr gut geklappt, ganz ohne Probleme! Vielen Dank!"

Die meisten Probleme beinhalten mehrere Aspekte. Da eine Klopfrunde aber kaum eine Minute dauert, kommt man trotzdem sehr schnell voran. In einer halben Stunde können Sie leicht fünf, sechs und mehr Aspekte auflösen.

In diesem Beispiel habe ich meine Klientin befragt, um die verschiedenen Aspekte ihrer Vortragsangst herauszufinden. Oft zeigen sich weitere Aspekte eines Problems aber spontan, wenn einem zum Beispiel beim Klopfen Details einfallen, Erinnerungen aufsteigen oder Gefühle hochkommen. Seien Sie für diese Signale offen. Auf diese Weise hilft Ihnen Ihr Unbewusstes, mit dem Klopfen erfolgreich zu sein.

Manchmal treten auch körperliche Empfindungen auf, wie Druck im Magen oder Enge im Hals. Auch das sind neue Aspekte, die zum Thema gehören und sich energetisch eben körperlich zeigen, die wir wie gewohnt mit EFT behandeln. Zum Beispiel: „Auch wenn ich jetzt ein komisches Gefühl im Bauch habe, liebe ich mich von ganzem Herzen." Oder: „Auch wenn es mir im Hals eng wird, wenn ich an dieses Thema denke, liebe ich mich voll und ganz."

Letztendlich können beim Klopfen neue Gedanken, neue Gefühle oder auch Körperempfindungen auftreten. Oder es passiert gar nicht, was aber nicht heißen muss, dass sich energetisch nichts tut.
Bei jeder Klopfrunde kommt Energie ins Fließen und dadurch kommt das Nächste hoch, was energetisch mit dem Problem zusammenhängt. So wandern wir von einem Aspekt zum nächsten. Wir können es uns wie bei einer Zwiebel vorstellen. Wir lösen die äußerste Schale ab und darunter liegt die nächste, die man erst jetzt sehen kann, weil sie davor verdeckt war. So ist es auch beim Klopfen. Unser Unbewusstes wird meist genau das nach oben holen, was der nächste Schritt ist, um dieses Problem weiter aufzulösen.
Es kann ganz normal sein, dass beim Klopfen auch unangenehme Gefühle und Gedanken hochkommen, die gar nichts mit dem momentanen Thema zu tun zu haben scheinen. Energetisch sind diese Themen aber verbunden, und deswegen zeigen sie sich an dieser Stelle. Machen Sie sich eine Notiz und klopfen Sie weiter. Die Gefühle und Gedanken, die mit dem Thema Erfolg und Fülle zusammen hängen, sind oft komplex, und manchmal kommt man auch an Themen, an die man vielleicht erst nicht gedacht hätte. Das hat allerdings auch den großen Vorteil, dass Sie mit dem Klopfen an Ihrem Thema sehr wahrscheinlich auch andere Problembereiche in Ihrem Leben mit auflösen, die Ihre Freude und Ihr Wohlfühlen beeinträchtigen.

Übrigens: wenn Sie mit sich klopfen und plötzlich das Gefühl habe, dass es reicht, dann hören Sie ruhig auch mittendrin auf. Sie sollten natürlich sich selbst verpflichten, bald wieder an dem Thema weiter zu machen, aber im Grunde spricht nichts dagegen, ein Thema von 8 auf 5 der Stressskala herunter zu klopfen und dann eine Pause von mehreren Tagen zu machen. Die Bedingung dafür ist allerdings, dass Sie nur aufhören, wenn Sie sich wohl fühlen, nicht dass noch Reste eines unangenehmen Gefühls da sind.
Wenn Sie allerdings immer verfrüht aufhören, können Sie sich fragen, ob das ein Ausweichen oder Ablenkungsmanöver ist. Dann wäre vielleicht erst mal das Klopfen der psychischen Umkehr angebracht.

Legen Sie los: das erste Klopfen!

Am besten versuchen Sie es gleich mit einem einfachen Thema. Nehmen Sie eine Begebenheit aus der Vergangenheit, die unangenehme Gefühle in Ihnen auslöst, wenn Sie daran denken. Am besten gleich etwas, was mit Ihrem Thema Vortragsangst oder Lampenfieber zu tun hat. Diese Begebenheit kann schon viele Jahre her sein oder gerade gestern gewesen sein, das ist beides gut. EFT gleicht das Ungleichgewicht auf und löst negative Gefühle auf, egal, wie lange man schon an der unliebsamen Erinnerung leidet.

Für das erste Mal nehmen Sie vielleicht auch eine Begebenheit, die nicht immer wieder aufgetreten ist, also ein einzelnes negatives Erlebnis. Natürlich kann man alle unangenehmen Erinnerungen beklopfen, aber wir wollen jetzt ein einfaches erstes Klopfen erleben, denn wenn Sie ein Erfolgserlebnis haben, ist das die beste Garantie, dass Sie wirklich dabei bleiben und das Klopfen in Ihren Alltag einführen.

Haben Sie ein Erinnerung gefunden, die Sie gerne loswerden würden? Bewerten Sie es auf der Stressskala und gestalten Sie den Einstimmungssatz wie gehabt:

„Auch wenn diese Erinnerung so schlimm ist für mich, liebe und akzeptiere ich mich von ganzem Herzen."

Sprechen Sie drei Mal diesen Einstimmungssatz, während Sie den Handkantenpunkt klopfen oder den sensiblen Punkt massieren. Dann klopfen Sie alle Klopfpunkte nacheinander für drei bis vier Klopfrunden und sprechen dabei die folgenden Kurzversionen nacheinander (immer ein kurzer Satz für einen Punkt): „Diese schlimme Erinnerung", „Ich möchte das niemals wieder erleben", „Ich fühle mich schlecht, wenn ich daran denke", „Ich fühle mich..." (setzen Sie das unangenehme Gefühl ein, dass Sie haben, wenn Sie daran denken, wie wütend, ängstlich, usw.).

Einatmen ausatmen, nochmals den Stresswert schätzen. Und wie ist es? Meist sinkt bei EFT der Wert 1 bis 2 Punkte durchschnittlich pro Klopfrunde. Aber dies ist natürlich auch individuell sehr verschieden, manche brauchen grundsätzlich länger (was auch an einer psychischen Umkehr liegen kann) und immer mal wieder stolpere ich über einen Klienten, bei dem mit einer Klopfrunde pro Aspekt alles gegen 0 oder 1 der Stressskala geht.

Diese Runde habe ich unzählige Male als Einführung bei meinen EFT-Grundkursen gemacht und es ist für die Teilnehmer immer wieder erstaunlich, wie in wenigen Minuten ein unangenehmes Gefühl dahinschmelzen kann und Leichtigkeit und Freude Platz macht.

Vielleicht möchten Sie noch zwei drei Runden anschließen, so dass Sie das unangenehme Gefühl noch mehr loslassen können? Oder legen Sie gleich mit dem Nächsten los!

Fragen und Antworten für Anfänger

Wie finde ich die richtigen Sätze?

Am allerwichtigsten ist es, authentisch das auszudrücken, was Sie fühlen. Eine Hilfe kann sein, dass Sie sich vorstellen, Sie würden einer guten Freundin oder einem guten Freund Ihre Situation schildern. Beispiel: „Und als sie mich eine blöde Hinterwäldlerin nannte, habe ich mich gefühlt, als wäre ich verraten worden" wird zu „Auch wenn ich mich fühle, als wäre ich verraten worden, als sie mich eine blöde Hinterwäldlerin nannte, liebe..." Rezensieren Sie sich nicht, niemand hört Ihnen ja zu, Sie klopfen für sich. Drücken Sie sich einfach so aus, wie Ihnen „der Schnabel gewachsen" ist, so wie Sie es empfinden. Wenn heftige Gefühle der Wut mit dabei sind, schwächen Sie sie nicht ab, drücken Sie es ruhig drastisch aus. Die Sätze müssen auch nicht kurz und wohlgewählt sein. Anstatt „auch wenn ich mich manchmal etwas überesse und mich dann schlecht fühle" könnte „auch wenn ich mich wie eine fette Kuh fühle, wenn ich in mich hineingefressen habe" das momentane Gefühl besser ausdrücken. Sie können beim Klopfen mit den Sätzen kaum etwas falsch machen. Wichtig ist allerdings, dass Sie zuerst das Negative klopfen und dann das Positive.

Muss ich die Sätze immer variieren?

Ich habe vorgeschlagen, die Einstimmungssätze und die Kurzversion möglichst immer leicht um das Problem – oder besser gesagt, um den momentanen Aspekt des Problems- zu variieren. Wenn Sie aber noch nicht so leicht in den Flow kommen, dass Sie die Sätze einfach aus sich heraus fließen lassen, muss das auch nicht unbedingt sein. Es kann auch sehr gut wirken, wenn Sie drei Mal denselben Einstimmungssatz sprechen und bei allen Punkten dieselbe Kurzform klopfen. Für die Zukunft ist es allerdings hilfreich, wenn Sie leichte Variationen um das Thema herum einbauen.

Aber Achtung: klopfen Sie nur den momentanen Aspekt – wie z.B. bei dem Problem Existenzangst die Angst vor dem arbeitslos werden. Wenn dann ein neuer Aspekt auftaucht, wie z.B. die Scham, es beruflich noch nicht weit gebracht zu haben, müssen Sie einen neuen Einstimmungssatz machen.

Ist es schlimm, wenn ich einen Punkt vergesse?

Nein, das macht gar nichts, wenn Sie ansonsten genügend Meridianpunkte klopfen. Die Meridiane hängen energetisch zusammen und beeinflussen sich gegenseitig. Es geht nicht um einen bestimmten Punkt, sondern um das Anregen des Meridiansystems allgemein, die zur Harmonisierung führt. Wenn Sie allerdings jedes Mal einen bestimmten Punkt vergessen, klopfen Sie anfangs mit der Abbildung vor Augen, damit Sie sich die Klopfroutine nicht unvollständig einprägen.

Wie oft soll ich klopfen?

Es ist natürlich am allerbesten, Sie machen eine tägliche Routine daraus, wie das Zähne putzen. Jeden Tag ein paar Minuten den Alltagsstress ablösen und aktuelle Probleme gleich bearbeiten kann auf Dauer viel bringen. Für die meisten Klopfanwender ist die Häufigkeit des Klopfens sehr individuell. Ich klopfe manchmal wochenlang nicht, weil nichts Besonderes ansteht, und dann wieder fünf Mal am Tag zehn Minuten, weil ich es in einer Stresssituation brauche. Machen Sie es so, wie Sie das Bedürfnis haben.

Kann ich zu viel klopfen?

Wenn es zu viel wird, merken Sie es. Sie haben dann das deutliche Gefühl, dass es reicht und die Punkte werden sogar leicht schmerzhaft. Wenn Sie also vorhaben, einen ganzen Tag lang zu klopfen, um endlich mal eine große Veränderung bewirken zu können, wird Ihnen ihr Energiesystem vermutlich nach einer oder zwei oder drei Stunden anzeigen, dass es zu viel ist. Hören Sie auf Ihr inneres Gefühl.

Wie stark soll ich klopfen?

Klopfen Sie mehrere Male ganz leicht auf jedem Punkt, es ist nicht nötig, stark auf sich einzuhämmern. Es ist auch egal, ob Sie fünf Mal oder zehn Mal an jedem Punkt klopfen, das macht jeder individuell verschieden.

Ausführliche Klopfsequenzen

So klopfen Sie mit vorgegebenen Sätzen

In diesem Kapitel habe ich für die wichtigsten Bereiche zum Thema Lampenfieber, Prüfungsangst und Vortragsangst ausführliche Klopfsequenzen aufgelistet, die Sie so eins zu eins übernehmen können, um mit ihnen zu arbeiten. Das sind die drei wichtigsten Klopfsequenzen für Sie. Zum Teil überschneiden sich die Sätze zum Klopfen, da es ja ähnliche Themen sind. Zuerst habe ich einige Klopfsequenzen zu allgemeinen Ängsten oder Themen angeführt, dann gehe ich immer detaillierter auf die einzelnen Aspekte ein. Die Reihenfolge ist nicht wichtig, wichtig ist eher, einfach damit anzufangen!
Natürlich müssen Sie nicht alle Klopfsequenzen machen, suchen Sie sich zwei oder drei aus, die Ihrem individuellem Problem am besten entsprechen und fangen Sie mit ihnen an. Vielleicht reicht eine Sitzung von einmal klopfen, wenn nicht, dann klopfen Sie diese Klopfsequenzen mehrere Male oder prüfen, ob nicht eine andere Klopfsequenz besser passt. Und natürlich können Sie EFT auch frei mit Ihren individuellen Sätzen klopfen, wie ich es im vorigen Kapitel gezeigt habe.
Die ersten drei Sätze sind die Einstimmungssätze, bei denen Sie den Handkantenpunkt klopfen oder den sensiblen Punkt leicht massieren. Bei der Kurzversion habe ich die Abkürzungen der Klopfpunkte, bei denen die Kurzform des Einstimmungssatzes gesprochen wird, voran gestellt. Diese kennen Sie ja schon von den Grundlagen in EFT (wenn Sie gleich mit den Klopfsequenzen klopfen möchten, ohne das Kapitel über

die Grundlagen gelesen zu haben, gehen Sie jetzt kurz zurück, um die Anleitung für das Klopfen zu lesen und die Bilder für die Punkte anzuschauen). Bewerten Sie immer den Stresswert vor und nach dem Klopfen. Wie viele Runden Sie machen, bleibt Ihnen überlassen, doch zwei bis drei Runden würde ich als das Minimum betrachten, damit Sie eine gute Wirkung spüren. Den Neun-Gamut können Sie immer individuell nach Gefühl machen.
Natürlich sind diese Klopfsequenzen Vorschläge, Sie können meine Wortwahl gerne ganz nach Ihren Bedürfnissen abändern; es ist klar, dass diese Klopfsequenzen nicht für jeden vollständig passen werden, besonders nicht da, wo bestimmte Aspekte auftauchen. Dann klopfen Sie bitte mit dem, was an Neuem in Ihr Bewusstsein gekommen ist, selbstständig weiter.

Wo Punkte stehen, können Sie das für Sie Passende einsetzen. Bei manchen Klopfsequenzen habe ich eine positive Klopfrunde hinten angestellt, die Sie nach der negativen klopfen können, und manchmal auch eine Klopfsequenz, die Negatives und Positives im Wechsel beinhaltet – das sind hilfreiche Variationen. Und wenn ein Satz nicht völlig passen sollte oder Ihnen übertrieben erscheint, können Sie ihn trotzdem ohne jeden Nachteil klopfen. Sie können sich nichts Schlimmes einklopfen, das ist schlichtweg nicht möglich.

Wie häufig Sie an Ihrem Problem klopfen müssen, ist unterschiedlich. Ich habe in der Regel mit EFT bei Vortragsangst und Lampenfieber ein bis zwei Therapiestunden angesetzt, um das Problem ganz zu beheben oder den Stress wenigstens zu 70 bis 80 % raus zu nehmen. Es ist also nicht so, dass Sie jetzt monatelang klopfen müssen. Sie müssen auch nicht ganz auf 0 kommen, denn eine kleine Restaufregung vor einem Auftritt ist sogar positiv und aktiviert einen für den Vortrag oder die Prüfung. Um die große Angst zu lösen, genügen meist eine Woche, in der Sie drei bis vier Mal eine halbe Stunde klopfen. Das ist jetzt natürlich ein Durchschnittswert. Es kann schneller gehen oder auch kürzer. Das Ziel für Sie ist, dass Sie sich mit dem Auftritt oder der Prüfung, die vor Ihnen liegt, gedanklich und emotional entspannen können und sich mit dem Gedanken daran wohl fühlen. Nun verschaffen Sie sich erst mal einen Überblick über die verschiedenen Klopfsequenzen und fangen Sie da an, wo Ihr Stress am höchsten ist bzw. worunter Sie am meisten leiden.

Vortragsangst

Wenn man Menschen fragt, welche Ängste sie haben, rangiert diese Angst immer in den Top Fünf. Vielleicht ist das sogar Ihr Hauptanliegen, weswegen Sie dieses Buch gekauft haben. Das ist eine ausführliche Klopfsequenz zu den verschiedenen Aspekten der Vortragsangst. Wenn ein für Sie wichtiger Aspekt fehlen sollte, dann bringen Sie ihn einfach hier mit rein. Stellen Sie sich vor, Sie ständen kurz vor einem Vortrag, um die Angst zu aktivieren, um damit gut klopfen zu können. Vergessen Sie den Stresswert davor nicht.

„Auch wenn ich große Angst vor diesem Vortrag habe und mich beobachtet und bewertet fühle, wenn ich vor all diesen Leuten stehe, liebe ich mich von ganzem Herzen."
„Auch wenn ich Angst habe, mich zu verhaspeln oder einen Fehler zu machen, liebe ich mich voll und ganz."
„Auch wenn ich Angst habe, den Faden zu verlieren und stecken zu bleiben und ich diese Angst richtig körperlich spüre, liebe ich mich voll und ganz und öffne mich jetzt dafür, diese Angst loszulassen."

AB „Ich habe eine große Angst vor diesem Vortrag"
SA „Ich muss es absolut perfekt hinbekommen"
MA „Ich fühle mich beobachtet und bewertet"
UN „Ich habe Angst, mich zu versprechen oder ein Blackout zu haben"
UM „Mir bricht der Schweiß aus, nur wenn ich daran denke"

SB „Ich habe Angst, dass alle merken, dass ich nicht so kompetent bin“
UA „Ich habe Angst, dass ich plötzlich nicht mehr weiter weiß“
AK „Vielleicht habe ich sogar Angst, ohnmächtig zu werden“

AB „Mein Herz schlägt schneller und ich bin total aufgeregt“
SA „Ich befürchte, die Erwartungen der Anderen nicht zu erfüllen“
MA „Ich fühle mich klein und hilflos, wenn alle mich anschauen“
UN „Ich habe Angst, ich kann nicht schlagfertig damit umgehen, wenn ich aus dem Konzept komme“
UM „Meine große Angst vor diesem Vortrag“
SB „Ich habe Angst, stecken zu bleiben und mich dann zu verhaspeln“
UA „Am Schlimmsten wäre es, wenn ich noch rot werden würde“
AK „Ich bin furchtbar angespannt, wenn ich einen Vortrag halte“

AB „Ich kann keinen guten Vortrag halten“
SA „Aber warum nicht? Ich habe doch etwas Interessantes zu erzählen“
MA „Ich fühle mich bewertet, wenn alle mich anschauen“
UN „Alle Menschen, die mir zuhören, sind mir wohlgesonnen“

UM „Doch ich habe immer noch Angst, die Erwartungen nicht zu erfüllen"

SB „Andere kochen auch nur mit Wasser. Vielleicht ist es nicht so schlimm, wenn ich mal stecken bleibe?"

UA „Ich fühle mich aber immer noch so aufgeregt"

AK „Ich bin völlig ok so, wie ich bin, und bringe einfach rüber, was ich zu sagen habe"

AB „Ich kann keinen guten Vortrag halten"

SA „Aber warum nicht? Ich habe doch etwas Interessantes zu erzählen"

MA „Ich fühle mich bewertet, wenn alle mich anschauen"

UN „Alle Menschen, die mir zuhören, sind mir wohlgesonnen"

UM „Doch ich habe immer noch Angst, die Erwartungen nicht zu erfüllen"

SB „Andere kochen auch nur mit Wasser. Vielleicht ist es gar nicht so schlimm, wenn ich mal stecken bleibe?"

UA „Ich fühle mich aber immer noch so aufgeregt"

AK „Ich bin völlig ok so, wie ich bin, und bringe einfach rüber, was ich zu sagen habe"

AB „So viele Menschen halten Vorträge, warum sollte ich das nicht können?"

SA „Ich bin gut vorbereitet und freue mich darauf, mein Thema zu erzählen"

MA „Alle , die mir zuhören, sind freundlich und mir wohlgesonnen"

UN „Ich weiß, wie es sich anfühlt, entspannt und kompetent einen Vortrag zu halten"

UM „Ich bin gut so, wie ich bin“
SB „Ich schaue meine Zuhörer an und freue mich über ihre Aufmerksamkeit“
UA „Es fällt mir leicht, flüssig und kompetent vor Publikum zu sprechen“
AK „Ich freue mich darauf, mein Thema anderen Menschen vorzustellen“

Prüfungsangst

Bei Prüfungsängsten hat sich EFT als sehr hilfreich erwiesen. Ich habe dies immer wieder in Gruppen von Heilpraktiker-Anwärtern bei verschiedenen Paracelsus-Schulen gemacht, und es hat sich als sehr wirksam erwiesen. Natürlich kann es noch weitere Aspekte geben, die hier nicht in der Klopfsequenz drin sind, da müssen Sie individuell klopfen. Beispielsweise sagte mir mal eine Teilnehmerin auf die Frage hin, warum sie nicht gut lernen könne, dass ihr Mann sie verlassen hätte und sie nun einen Beruf lernen müsse, was einigen Widerstand auslöste. Eine andere Teilnehmerin sagte mir, dass sie Angst vor der Prüfung habe, weil ihr Mann sie nicht unterstützen würde und sie deshalb auch Angst davor habe, was nach der Prüfung sei. Das hemmte sie bei der Vorbereitung. Das sind alles Themen, die man sehr gut mit EFT angehen kann. Deshalb seien Sie immer wachsam beim Klopfen, was für Ideen und Gefühle noch hochkommen. Denken Sie für diese Klopfsequenz an die bevorstehende Prüfung, um die Angst zu aktivieren.

AB „Ich habe schreckliche Angst vor dieser Prüfung"
SA „Ich habe Angst zu versagen"
MA „Ich befürchte, dass ich ein Blackout habe könnte und mich an nichts mehr erinnere"
UN „Ich habe Angst vor dem Prüfer oder der Prüferin"
UM „Ich kann in solchen Situationen keinen klaren Kopf behalten"
SB „Ich bin angespannt und habe Nebel im Kopf"
UA „Diese furchtbare Angst vor der Prüfung"
AK „Diese furchtbare Angst, dass ich scheitere"

AB „Es wäre schrecklich, wenn ich bei der Prüfung versagen würde"
SA „Es hängt so viel dran für mich"
MA „Ich fühle mich in der Prüfung voll ausgeliefert"
UN „Sicher kann ich mich an nichts mehr erinnern"
UM „Und ich kann es nicht so rüber bringen, dass es gut ankommt"
SB „Ich habe Angst davor, dass ich nichts mehr abrufen kann"
UA „Ich fühle mich nervös und wie gelähmt"
AK „Meine furchtbare Angst vor dieser Prüfung"

AB „Es wäre furchtbar zu versagen"
SA „Aber ich habe auch schon anderes gemeistert"
MA „Die ganze Situation ist beängstigend für mich"
UN „Ich kann vielleicht lernen, mich dabei zu entspannen"
UM „Aber ich könnte immer noch alles vergessen"
SB „Ich habe mein ganzes Wissen präsent"
UA „Aber ich bin immer noch sehr nervös"
AK „Ich traue mir zu, dass gut hinzukriegen"

AB „Warum sollte ich denn diese Prüfung nicht wunderbar ablegen?"
SA „Ich bin gut vorbereitet und präsent"
MA „Ich lasse diese übermäßige Angst jetzt los"
UN „Ich kann in jedem Moment mein Wissen abrufen"
UM „Ich öffne mich dafür, dass es sogar Spaß machen kann"
SB „Alle Beteiligten an der Prüfung sind mir wohlgesonnen"
UA „Ich freue mich auf das Tor, das mir die Prüfung öffnet"
AK „Ich mache mich bereit, mit all meinen Kräften voll da zu sein"

Lampenfieber

Vielleicht haben Sie Lampenfieber, weil Sie kurz vor einem Auftritt stehen; Sie möchten vor anderen Menschen singen, ein Instrument spielen oder schauspielern oder Sie nehmen an einer Podiumsrunde teil . Was auch immer der Auftritt ist, der bei Ihnen Lampenfieber hervorruft, hier ist die Klopfsequenz, die Ihnen helfen wird. Passen Sie, wenn nötig, die Wortwahl an, so dass es für Ihren Auftritt gut passt.

„Auch wenn ich große Angst vor meinem Auftritt habe und Angst habe, einen Fehler zu machen, liebe ich mich von ganzem Herzen."
„Auch wenn dieser Auftritt furchtbares Lampenfieber bei mir hervorruft, liebe ich mich so, wie ich bin."
„Auch wenn ich Angst habe, mich zu blamieren und ich diese Angst richtig körperlich spüre, liebe ich mich voll und ganz und öffne mich jetzt dafür, diese Angst loszulassen."

AB „Ich habe große Angst vor diesem Auftritt"
SA „Ich muss es absolut perfekt hinbekommen"
MA „Ich darf mir keinen Fehler leisten"
UN „Ich habe Angst, mich zu versprechen oder ein Blackout zu haben"
UM „Mir wird flau, wenn ich nur daran denke"
SB „Ich habe Angst, mich zu blamieren und dass man dann über mich lacht"
UA „Ich habe Angst, dass ich plötzlich nicht mehr weiter weiß"
AK „Diese riesige Lampenfieber"

AB „Ich habe große Angst, schlecht rüber zu kommen"
SA „Ich muss absolut perfekt sein"
MA „Ich darf mir keinen Fehler leisten"
UN „Ich habe Angst, angespannt zu wirken"
UM „Dieses riesige Lampenfieber"
SB „Alle werden meine Angst sehen und ich blamiere mich zutiefst"
UA „Oder ich bleibe mittendrin stecken und alle lachen über mich"
AK „Meine große Angst zu versagen"

AB „Es wäre furchtbar zu versagen"
SA „Aber ich weiß auch, dass ich das eigentlich kann"
MA „Meine Angst vor Kritik der Anderen"
UN „Aber mit meinem Auftritt tue ich das, was ich liebe"
UM „Aber ich könnte immer noch Fehler machen"
SB „Ich bin gut vorbereitet und präsent"
UA „Aber ich bin immer noch sehr nervös"
AK „Ich habe aber schon erlebt, dass es gut geklappt hat"

AB „Ich habe Lust, zu zeigen, was ich kann"
SA „Ich bin gut vorbereitet und präsent"
MA „Ich fange an, mich auf meinen Auftritt zu freuen"
UN „Denn damit tue ich das, was ich liebe"
UM „Die Menschen im Publikum sind mir wohlgesonnen"
SB „Ich bin gut vorbereitet und präsent"
UA „Ich erlaube mir, mein Licht leuchten zu lassen und zu scheinen"
AK „Und ich freue mich, den Anderen etwas geben zu können"

Allgemeine Ängste

EFT ist sehr hilfreich bei Ängsten aller Art. Ob Sie eine generelle Lebensangst haben, Panikattacken oder eine spezielle Phobie, das Klopfen hilft in den allermeisten Fällen sanft und schnell. In der Regel haben Ängste und Phobien einen Hintergrund und einen Auslöser; es kann beispielsweise ein beängstigendes Erlebnis dahinter stehen oder jemand hatte einen Elternteil, der auch immer Ängste hatte und einen dann beeinflusst hat. Das gilt natürlich genauso bei Lampenfieber und Vortragsangst. Wenn beim Klopfen neue Aspekte auftauchen, klopfen Sie selbstständig mit dem neuen Aspekt weiter. Da wir bei dieser Klopfsequenz eher nicht spezifische, sondern allgemeine Ängste klopfen, werden sich hier auf jeden Fall noch weitere Aspekte zeigen. Es kann hilfreich sein, diese Klopfsequenz mit weiteren zu kombinieren.

„Auch wenn ich immer wieder Angst vor allem Möglichen habe, liebe und akzeptiere ich mich von ganzem Herzen."
„Auch wenn ich immer das Schlimmste befürchte und erwarte, liebe ich mich voll und ganz."
„Auch wenn das Leben gefährlich ist und Furchtbares geschehen könnte, liebe und akzeptiere ich mich, so wie ich bin und bin jetzt bereit, meine Ängste loszulassen."

AB „Ich habe Angst vor allem"
SA „Ich bin immer angespannt"
MA „Ich befürchte, dass etwas Schlimmes geschieht"
UN „Jeden Moment kann etwas Beängstigendes geschehen"

UM „Ich bin immer nervös und ängstlich"
SB „Ich habe Angst vor allen möglichen Situationen"
UA „Das Leben ist einfach gefährlich"
AK „Ich bin oft ängstlich"

AB „Ich habe vielerlei Ängste"
SA „Aber ich fühle mich schon etwas entspannter"
MA „Ich habe Angst vor allen möglichen Situationen"
UN „Aber vielleicht muss ich sie gar nicht haben"
UM „Ich bin einfach ein ängstlicher Typ"
SB „Das könnte sich aber ändern"
UA „Das Leben ist nun mal gefährlich"
AK „Aber ich komme im Leben doch ganz gut zurecht"

AB „Ich fühle mich schon viel entspannter"
SA „Ich fühle mich zuversichtlich und gelassen"
MA „Man darf sich nicht immer so ins Bockshorn jagen lassen"
UN „Ich lasse meine Ängste mehr und mehr los"
UM „Das fühlt sich sehr gut an für mich"
SB „Ich bin viel gelassener und entspannter"
UA „Ich fühle mich immer geborgener"
AK „Ich fühle mich entspannt und gut aufgehoben im Leben"

Phobien

Wenn jemand eine Phobie hat, hat er eine übersteigerte Angst vor einem ganz bestimmten Ding - Sache oder Tier - oder einer bestimmten Situation. Das Klopfen wirkt bei Phobien sehr schnell. Unzähligen Menschen hat EFT in meinen Seminaren oder Einzelsitzungen schon geholfen, ihre Phobie aufzulösen, ob es Angst vor dem Zahnarzt oder Flugangst war, Angst vor Ratten oder Spinnen oder vor dem nachts Auto fahren. Setzen Sie in den folgenden Klopfsequenzen bei den Punkten das ein, vor dem Sie Angst haben. Denken Sie daran, mehrere Runden zu klopfen.

„Auch wenn ich eine solche Angst vor ... habe, liebe ich mich von ganzem Herzen."
„Auch wenn etwas Furchtbares geschehen könnte, wenn ich ... begegne/erlebe, liebe und akzeptiere ich mich von ganzem Herzen."
„Auch wenn diese/s ... mir so Angst macht und ich völlig angespannt bin, wenn ich nur daran denke, liebe ich mich so, wie ich bin und ich lasse diese Angst jetzt gehen."

AB „Ich habe furchtbare Angst vor..."
SA „...macht mir schreckliche Angst"
MA „Diese furchtbare Angst vor..."
UN „Ich kann diese Angst einfach nicht loswerden"
UM „Das ist ein furchtbares Gefühl, wenn ich das wieder erleben/begegnen sollte"
SB „Diese furchtbare Angst vor..."

UA „Ich will auf keinen Fall ... wieder erleben/begegnen“
AK „Diese schreckliche Angst vor...“

Wenn Sie denken, dass es Ihnen noch gut tun würde, an das Klopfen der Ängste noch ein paar erleichternde oder entspannende Sätze anzuschließen, dann klopfen Sie noch eine Runde Sätze in der Art: „ich fühle mich schon viel entspannter“ oder „ich bin froh, dass ich dem nicht mehr ausweichen muss“.

Stress

Fast alle Menschen klagen über den übermäßigen Stress im Alltag. In unserer heutigen schnelllebigen Zeit kommt man kaum mehr allem hinterher, was man noch erledigen sollte, und ist auch am Arbeitsplatz häufig mehr Druck ausgesetzt als früher. Natürlich ist da der beste Ratschlag, alles mal etwas ruhiger angehen zu lassen, den eigenen Zeitplan zu überdenken und sich mehr Entspannung zu gönnen. Als schnelle Nothilfe können Sie aber auch diese Klopfsequenz klopfen; vergessen Sie den Stresswert nicht.

„Auch wenn ich furchtbar gestresst bin, liebe und akzeptiere ich mich so, wie ich bin."
„Auch wenn mir alles über den Kopf wächst und ich so unter Druck stehe, liebe ich mich voll und ganz und öffne mich dafür, ab jetzt alles gelassener anzugehen."
„Auch wenn mir alles zu viel ist und gar nicht weiß, wie ich das schaffen soll, liebe ich mich von ganzem Herzen und ich öffne mich jetzt dafür, mehr Muße und Ruhe in mein Leben zu lassen."

AB „Ich bin so gestresst"
SA „Das ist mir alles viel zu viel"
MA „Ich fühle mich völlig überlastet"
UN „Ich komme zu gar nichts mehr"
UM „Ich bin so gestresst"
SB „Ich habe so viel Druck auf mir lasten"
UA „Alles liegt wie ein Berg vor mir"
AK „Dieser Stress macht mich so fertig"

AB „Ich fühle mich furchtbar gestresst"
SA „Ich nehme mir jetzt weniger vor"
MA „Aber ich fühle mich für alles verantwortlich"
UN „Ich kann es ja etwas gelassener angehen"
UM „Es gibt aber immer noch hundert Dinge zu tun"
SB „Ich mache alles eines nach dem anderen in meinem Tempo"
UA „Ich fühle mich immer noch gestresst"
AK „Ich darf auch mal loslassen und entspannen"

Belastende Erinnerungen

Das Wunderbare an EFT ist, dass wir die Vergangenheit so richtig aufräumen können! Die meisten Menschen tragen von Kindheit an einen Rucksack mit sich, in den immer mehr Steine gefüllt werden, unliebsame Erfahrungen, die nicht so leicht vergessen werden können und noch nachwirken. Mit EFT haben wir die Chance, den Rucksack nach und nach zu leeren und unbeeinflusster von der Vergangenheit unseren heutigen Weg zu gehen.
Mit dieser Klopfsequenz können Sie auch wunderbar schlechte Erfahrungen beklopfen, die Sie schon mal in einer Vortragssituation gemacht haben. Tragen Sie bei „Erinnerung" das ein, was schlimm für Sie war, wie z.B. „ich fühlte mich so beschämt, als ich beim Vorsingen unterbrochen wurde" oder „es war so peinlich war für mich, zu stottern". Wenn Sie mehrere Erinnerungen haben, die miteinander zusammen hängen, wählen Sie die, die Ihnen als erste in den Sinn kommt, oder die die meiste Intensität hat. Diese Klopfsequenz alleine

wird manchmal nicht genügen, Sie müssen für die vollständige Auflösung individuell mit den Aspekten, die hochkommen, weiter klopfen. Dafür schauen Sie sich das Kapitel über die Grundlagen von EFT an.

„Auch wenn ... (Erinnerung) so schlimm ist für mich, liebe ich mich von ganzem Herzen."
„Auch wenn mich ... (Erinnerung) immer noch belastet und ich mich immer noch schlecht fühle, wenn ich daran denke, liebe ich mich so, wie ich bin."
„Auch wenn ich das nie wieder erleben möchte und es mir immer noch weh tut, daran zu denken, liebe ich mich voll und ganz und bin bereit, diese negativen Gefühle jetzt gehen zu lassen."

AB „Diese schlimme Erinnerung"
SA „Es war so ... für mich"
MA „Ich habe mich so ... gefühlt"
UN „Und heute fühle ich mich immer noch so, wenn ich daran denke"
UM „Es belastet mich immer noch"
SB „Ich fühle mich immer noch ..., wenn ich daran denke"
UA „Diese schlimme und belastende Erinnerung"
AK „Diese Situation ist immer noch belastend für mich"

Nach drei oder vier Klopfrunden dürfte der Stresswert deutlich gesunken sein. Klopfen Sie jetzt noch alle Gefühle und Aspekte, die aufkommen. Zum Beispiel diesen einen Satz, der Sie verletzt hat, oder das Geräusch, das damit einherging.

Fangen Sie immer mit dem an, was Sie am stärksten empfinden.
Denken Sie daran: Ziel ist eine entspannte Neutralität.

Minderwertigkeitsgefühle

Minderwertigkeitsgefühle entstehen fast immer in der Kindheit. Als zweijährige sind wir meist auf dem Zenit unseres Selbstwertgefühls, wir fühlen uns stark und unzerstörbar und neugierig auf die Welt, aber dann beginnt es meist, dass wir mürbe gemacht werden. Wir hatten oft nicht die unterstützenden und liebevollen Bezugspersonen, die wir als Kinder so sehr gebraucht hätten. Wir hörten meist regelmäßig ein „Nein, du bist zu klein, du kannst das noch nicht, jetzt stell dich nicht so an" und wenn es noch schlechter läuft ein „du bist zu blöd, zu dumm, du verstehst das nicht" und noch vieles mehr. Und das summiert sich, bis man diese Überzeugungen des eigenen „nicht gut genug seins" verinnerlicht hat.
Diese Klopfsequenz ist ein sehr guter Anfang und wird auch einiges helfen, aber bei den meisten Menschen nicht komplett die Minderwertigkeitsgefühle auflösen. Dazu ist das Thema zu umfassend, um es nur mit einem Klopfablauf zu än dern. Menschen mit einem schlechten Selbstwertgefühl haben meist mehr als hundert Situationen erlebt, wie sie klein gemacht oder geredet wurden, und es ist nötig, mehrere verschiedene Erinnerungen davon individuell anzusprechen. Also seien Sie wachsam für die Situationen, die Ihnen beim Klopfen in den Sinn kommen, wie z.B. dass Ihre Tante zu Ihrer Mutter sagte, dass Sie zu hässlich seien, um einen Mann

zu finden oder Ihr Vater Sie angeschrien hat, Sie seien dumm und hätten zwei linke Hände. Das sind genau die Sachen, die sich ins Gehirn einprägen und was man danach gern als Glaubenssatz übernimmt.

Klopfen Sie also erst die allgemeine Sequenz – Stresswert davor nicht vergessen – und schauen Sie, was an weiteren Aspekten hochkommt. Das können bestimmte Erinnerungen sein, wie gerade eben beschrieben, oder auch andere Gefühle wie z.B. der Unsicherheit, der Wut, der Trauer. Diese Aspekte beklopfen Sie dann eines nach dem anderen. Es kann sehr gut sein, dass Sie mit diesem Thema einige Klopfrunden verbringen werden, denn das dauert eben auch seine Zeit, aber danach kann sich Ihr gesamtes Leben ändern. Ich weiß, wovon ich spreche, denn ich habe ebenfalls ein mangelndes Selbstwertgefühl ausführlich beklopft, als ich EFT kennen lernte, und ich versichere Ihnen, dass es sich lohnt (und wie es sich lohnt, schlichtweg alles in meinem Leben hat sich verändert, als ich EFT kennen lernte und es intensiv für mich anwandte). Ihr ganzes Leben haben Sie immer durch die Brille Ihrer selbst auferlegten Minderwertigkeit gesehen, und alles ändert sich zum Besseren, wenn Sie an sich und Ihre Stärken glauben.

„Auch wenn ich mich nie gut genug fühle, liebe und akzeptiere ich mich von ganzem Herzen."
„Auch wenn ich mich oft minderwertig und unzulänglich fühle, liebe ich mich, so wie ich bin."
„Auch wenn ich nie gut genug bin, ich Fehler mache und nicht liebenswert bin, liebe ich mich, so wie ich bin und ich jetzt bereit dazu, meinen Wert und meine Schönheit zu sehen."

AB „Ich bin nie gut genug"
SA „Ich fühle mich oft unzulänglich"
MA „Andere Menschen sind viel toller als ich"
UN „Ich bin nicht gut genug, in fast jeder Hinsicht"
UM „Ich fühle mich klein und niemand sieht mich"
SB „Ich fühle mich klein und unzulänglich"
UA „Ich kann niemals alle Erwartungen erfüllen"
AK „Ich bin nicht gut genug"

AB „Vielleicht bin ich nicht so schlimm, wie ich denke"
MA „Aber ich könnte immer noch mehr tun"
UN „Vielleicht bin ich doch ok so wie ich bin"
UM „Ich bin trotzdem nicht gut genug, das hat man mir oft gesagt"
SB „Ich habe auch liebenswerte Eigenschaften"
UA „Aber ich könnte immer noch besser sein"
AK „Vielleicht bin ich gut genug, auch wenn ich es anders gehört habe"

AB „Ich bin doch ganz in Ordnung so, wie ich bin"
MA „Ich lebe mein Leben, so gut ich es eben kann"
UN „Wer sagt denn, dazu müsste man perfekt sein"
UM „Ich akzeptiere mich immer mehr und mehr"
SB „Ich mag mich immer mehr"
UA „Ich bin wirklich gerne ich selbst"
AK „Ich liebe mich vollkommen mit meinen Stärken und Schwächen"

Ich schaue immer, was andere über mich denken

Dieser Glaubenssatz ist wie eine Garantie, immer in Mittelmäßigkeit stecken zu bleiben. Wenn man andauernd danach schaut, was andere Menschen über einen denken und wer zu sehr nach Anerkennung anderer strebt, hat den Zugang zu seiner eigenen Kraft und Führung quasi verloren und ist andauernden Attacken ausgesetzt, denn man kann es niemals allen Recht machen. Dies ist ein häufiges Problem bei Menschen, die ihr Leben verändern möchten. Diese Klopfsequenz hilft Ihnen, sich davon zu lösen.

„Auch wenn es mir sehr wichtig ist, was andere Menschen über mich denken und ich mich dadurch beschränken lasse, weil ich alles so tun möchte, wie man es von mir erwartet, liebe und akzeptiere ich mich, so wie ich bin."

„Auch wenn ich zu sehr auf die Meinung anderer höre und dann gar nicht mehr weiß, was ich wirklich für mich möchte, nehme ich mich vollkommen an und erlaube mir, meinem ganz eigenen Weg zu folgen."

„Auch wenn ich mich von der Meinung anderer Menschen so beeinflussen lasse und ich mich schlecht fühle, wenn sie mich verurteilen, liebe ich mich von ganzem Herzen und lasse los; für mich zählt ab jetzt vor allem, was ich denke."

AB „Es ist mir sehr wichtig, was andere über mich denken"
SA „Ich muss es allen recht machen"

MA „Ich muss brav sein und darf nicht aus der Reihe tanzen"
UN „Ich muss tun, was auch die anderen tun"
UM „Ich fühle mich eingeengt und eingeschränkt, aber trotzdem breche ich nicht aus"
SB „Ich habe Angst, dass andere etwas Schlechtes von mir denken"
UA „Manchmal weiß ich gar nicht, was ich wirklich will"
AK „Es ist mir zu wichtig, was andere über mich denken"

AB „Wäre es nicht schön, wenn ich meinen Gefühlen und Gedanken folgen könnte?"
SA „Aber andere Menschen könnten mich dafür verurteilen"
MA „Wie wäre es, handeln zu können, ohne vorher überlegen zu müssen, wer sich dadurch verletzt fühlt?"
UN „Aber ich darf nicht aus der Reihe tanzen"
UM „Wie wäre es, wenn ich mit voller Überzeugung meinen Weg gehen dürfte?"
SB „Aber ich muss es zuerst den anderen Recht machen"

UA „Wie wäre es, wenn ich authentisch sein dürfte?"
AK „Aber ich habe Angst, dann abgelehnt zu werden"

AB „Ich gehe mehr und mehr meinen eigenen Weg"
SA „Es fühlt sich wunderbar an, meinem Herzen zu folgen"
MA „Ich lasse andere leben, wie sie leben wollen, und lebe jetzt so, wie es mir gefällt"
UN „Ich lasse mir nichts mehr reinreden, ich höre jetzt auf mich"

UM „Ich halte es auch aus, wenn jemand an mir was auszusetzen hat"
SB „Ich darf besonders und authentisch sein"
UA „Ich fühle mich vollkommen frei"
AK „Es fühlt sich so gut an, mich meiner Vision anzunähern"

Angst, großartig zu sein

„Unsere größte Angst ist nicht, unzulänglich zu sein. Unsere größte Angst ist, grenzenlos mächtig zu sein. Unser Licht, nicht unsere Dunkelheit, ängstigt uns am meisten" ist ein wohlbekanntes Zitat von Nelson Mandela. In vielen von uns gibt es eine tiefe Angst, uns mit all der Kraft und Schönheit zu zeigen, die in uns ist. Dass wir uns zurück halten und uns nicht trauen, voll und ganz zu uns selbst und unseren Ideen zu stehen, oder gar denken, wir hätten nichts Besonderes beizutragen, liegt natürlich an blockierenden Überzeugungen in uns. Gleichzeitig haben wir aber auch die Sehnsucht, uns zu verwirklichen und unser Potential zu entfalten, der Welt unsere Geschenke zu geben und das Leben zu feiern.
„Auch wenn ich mir nicht erlaube, in meinem vollen Licht zu scheinen, liebe ich akzeptiere ich mich von ganzem Herzen, so wie ich bin."

„Auch wenn ich mich immer zurück halte und denke, ich hätte nichts Besonderes zu geben, nehme ich mich vollkommen an, so wie ich bin, und erlaube mir jetzt, hinaus zu treten und mich mit meinen Stärken und Schwächen voll zu zeigen."

„Auch wenn ich gerne mich selbst mehr ausdrücken würde und mich zeigen würde, mich aber nicht traue und mich immer wieder zurück nehme, liebe ich mich voll und ganz und entscheide mich jetzt, in meinem Tempo mein Potential zu entfalten.“

AB „Ich habe Angst, in meinem vollen Licht zu scheinen“
SA „Ich bin blockiert und ängstlich und halte mich zurück“
MA „Ich habe Angst, was die Anderen sagen“
UN „Ich habe nichts Besonderes zu geben“
UM „Ich habe eine große unerfüllte Sehnsucht in mir“
SB „Ich halte mich zurück“
UA „Ich traue mich nicht, intensiv zu leben und mich zu zeigen“
AK „Ich habe Angst, mich mit allem zu zeigen, was mich ausmacht“

AB „Wie wäre es, wenn ich meine Ängste loslassen könnte und anfangen würde, mich mit meiner Kraft zu verbinden?“
SA „Aber all das ist so beängstigend für mich“
MA „Wäre es nicht schön, mich ganz zu zeigen und intensiv das Leben zu spüren?“
UN „Doch meine Ängste halten mich zurück“
UM „Wie wäre es, wenn ich meinen Weg unbeirrbar gehen könnte?“
SB „Ich trau mich aber noch nicht, hinauszutreten“
UA „Wie wäre es, wenn ich in meinem vollen Licht scheinen dürfte?“
AK „Vielleicht bin ich gar nichts Besonderes“

AB „Auch wenn noch ein paar Ängste da sind, erlaube ich mir, hervorzutreten und mich und meine Pläne zu verwirklichen"
SA „Ich darf das und ich kann das; in meinem Tempo"
MA „Ich öffne mich dafür, mich in meiner Kraft und Schönheit zu zeigen"
UN „Ich bin erfüllt und immer freudiger auf meinem Weg"
UM „Ich erlaube mir, mich zu zeigen"
SB „Ich erlaube mir zu träumen, Sehnsucht zu haben und aktiv zu werden"
UA „Ich bin dankbar für mein Leben und mache das Beste daraus"
AK „Ich freue mich darauf, meine Geschenke der Welt zu zeigen"

Angst vor Misserfolg

Ein aufregendes neues Projekt lieber zu verzögern oder ganz bleiben zu lassen, weil man Angst hat, zu versagen, ist eine häufiges Blockade. Mit dieser Klopfsequenz rücken Sie Ängsten und Selbstzweifeln auf den Leib.

„Auch wenn ich Angst habe, dass ich meine neuen Ziele nicht erreichen werde und dann alles umsonst war, nehme ich mich vollkommen an, so wie ich bin."

„Auch wenn ich große Angst habe, dass ich keinen Erfolg mit meinen neuen Ideen habe und meine Pläne sich in Luft auflösen, liebe ich mich trotzdem bedingungslos und ich entscheide jetzt, mir selbst und meinen Fähigkeiten mehr zu vertrauen."

„Auch wenn es furchtbar wäre für mich, keinen Erfolg zu haben und ich Angst habe, dass ich die Verantwortung nicht tragen kann, liebe und akzeptiere ich mich, so wie ich bin, und lasse diese Angst jetzt langsam los."

AB „Ich habe Angst, meine Ziele nicht zu erreichen"
SA „Ich habe manchmal richtige Panik, wenn ich daran denke, dass es vielleicht nicht so wird, wie ich es mir vorstelle"
MA „Ich habe Angst vor der Verantwortung"
UN „Ich bin vielleicht einfach nicht gut genug dafür"
UM „Warum sollte ausgerechnet ich das hinkriegen?"

SB „Ich habe große Angst, zu versagen"
UA „Meine Vision ist vielleicht zu groß für mich"
AK „Und es wäre furchtbar für mich, ein/e Versager/in zu sein"

AB „Wie wäre es, wenn es sich trotzdem lohnen würde, dieses Risiko einzugehen?"
SA „Aber ich habe Angst, dass es nicht klappt"
MA „Wie wäre es, wenn ich mich lebendig und voller Energie fühlen würde, wenn ich an meinen Plänen arbeite?"
UN „Aber es ist ein solches Risiko"
UM „Vielleicht ist es gar nicht so schlimm, wenn nicht alles so wird, wie ich mir das vorstelle"
SB „Aber es geht um so vieles für mich"

UA „Wie wäre es, jetzt diese Angst loszulassen und meine Energie in meine Projekte zu stecken?"
AK „Aber es wäre immer noch furchtbar für mich, zu versagen"

AB „Ich vertraue immer mehr meinen Fähigkeiten, mit allem umzugehen, was auf mich zukommt"
SA „Ich habe ja auch schon anderes hinbekommen früher"
MA „Ich verspüre Vorfreude und Aufregung, wenn ich an alles Neue denke, das auf mich zukommt"
UN „Ich freue mich auf diese neuen Herausforderungen"
UM „Es könnte sich sogar lohnen, wenn es nicht genau so wird, wie ich mir das vorstelle"
SB „Ich vertraue meiner Kraft, meiner Energie und meiner Kreativität"

UA „Ich fühle mich gelassen und sicher und stark"
AK „Ich vertraue mir selbst und dem Fluss des Lebens"

Gedanken einfach weg klopfen

Das ist eine meiner Lieblings-Anwendungen von EFT, die Gedanken weg klopfen. Zum ersten Mal habe ich es bei einem EFT-Kongress 2006 erlebt, und ich bin immer wieder davon begeistert. Ich mache diese Übung oft in meinen Seminaren – mit kleiner anschließender Meditation – und meine Teilnehmer sind immer erstaunt, wie schnell Ruhe im Kopf eintreten kann und wie erholsam dies ist. Kein Wunder: je mehr Gedanken einem durch den Kopf schwirren, umso schlechter fühlen wir uns. Natürlich kommen die Gedanken langsam wieder, nach wenigen Minuten, denn zu denken ist schließlich natürlich für uns. Aber wenn man diese Klopfsequenz öfters anwendet wird der andauernde Gedankenwirrwarr langsam geringer. Da mit den Gedanken auch der Stress verringert wird, kann man diese Übung auch gut zusätzlich zum Stress klopfen verwenden. Mir haben einige Menschen erzählt, dass sie nach dem Wegklopfen der Gedanken zum ersten Mal eine Meditation genießen oder überhaupt sich darauf einlassen konnten. Meine eigenen Meditationen sind regelmäßig tiefer und befriedigender, wenn ich vorher zwei Runden die Gedanken wegklopfe.

„Auch wenn ich so viel denken muss und so viele Gedanken im Kopf habe, liebe ich mich, so wie ich bin."
„Auch wenn ich nicht aufhören kann, zu denken, liebe und akzeptiere ich mich von ganzem Herzen."
„Auch wenn meine Gedanken so wichtig sind und ich sie nicht loslassen kann, liebe ich mich von ganzem Herzen."

AB „Ich kann meine Gedanken nicht loslassen"
SA „Ich habe so viele Gedanken in meinem Kopf"
MA „All diese wichtigen Gedanken, die mir durch den Kopf schwirren"
UN „Diese vielen Gedanken in meinem Kopf"
UM „Ich kann sie nicht loslassen"
SB „Sie sind so wichtig; ich kann sie nicht loslassen"
UA „Diese vielen Gedanken"
AK „All diese wichtigen Gedanken in meinem Kopf"

Klopfen Sie diese Sequenz zwei oder drei Mal durch und bleiben Sie danach am besten mit geschlossenen Augen sitzen. Genießen Sie es!

Weitere tolle Anwendungen zum Klopfen

Schwingung erhöhen

Diese Klopfsequenz ist eine feine Sache! Sie tut genau das, wie sie heißt und man macht sie am besten jeden Tag!

„Auch wenn ich in niedrigen Frequenzen schwinge, liebe ich mich, so wie ich bin."
„Auch wenn ich in einer niedrigen Schwingung bin, vielleicht ärgerlich oder gelangweilt bin, oder Angst habe, liebe und akzeptiere ich mich von ganzem Herzen."
„Auch wenn ich in einer niedrigen Schwingung bin und allerlei Negatives in meiner Schwingung hängt, liebe ich mich und öffne mich dafür, dass mein Körper, mein Energiesystem und mein Unterbewusstsein alles tun, damit ich in Liebe, Dankbarkeit und göttlicher Energie schwinge."

AB „Ich schwinge in niedrigen Frequenzen"
SA „Ich schwinge in negativer Energie"
MA „Ich schwinge in Angst und Ärger"
UN „All diese negative Schwingung in mir"
UM „Meine Schwingung ist niedrig"
SB „All diese Angst und dieser Ärger in mir"
UA „Ich schwinge in niedrigen Frequenzen"
AK „All diese negative Schwingung in mir"

AB „Ich entscheide mich, meine Schwingung zu erhöhen"
SA „Ich freue mich auf eine höhere Schwingung"

MA „Ich schwinge in Liebe und Dankbarkeit“
UN „Ich schwinge in Glück und Liebe“
UM „Ich liebe diese höhere Schwingung in mir“
SB „Ich fühle mich so viel wohler damit“
UA „Ich schwinge in vollkommener Liebe und Wertschätzung“
AK „Ich schwinge in göttlicher Energie“

Danach klopfen Sie noch eine weitere Runde mit dem Satz „Ich schwinge in göttlicher Energie.“

Eine Vision ins Leben rufen

Wir klopfen, um belastende Erinnerungen der Vergangenheit aufzulösen, und genauso können wir für eine wunderbare Zukunft klopfen. Wenn wir ein Ziel oder eine Vision haben, denken wir daran, freuen uns über das, was wir uns vorgenommen haben und gehen dann Schritt für Schritt darauf zu. So wäre es natürlich schön, wenn es so ablaufen würde. Aber leider blockieren wir uns häufig selbst. Wir denken mit gemischten Gefühlen an unser Vorhaben, es gibt Ängste und Vorbehalte, und diese sind unsere Blockaden, die unserem Ziel im Weg stehen. Mit dieser Übung schaffen Sie reinen Tisch, um leicht auf Ihr Ziel zugehen zu können. Sie brauchen dafür Papier und einen Stift:

1. Wählen Sie ein Ziel oder eine Vision, die mehrere Ziele beinhalten kann und wählen Sie einen bestimmten Zeitpunkt, an dem das Ziel erreicht sein soll. Es sollte so deut-

lich in der Zukunft liegen, dass es möglich erscheint, das Ziel in dieser Zeitspanne zu erreichen (ein Jahr, fünf Jahre, zehn Jahre). Springen Sie gedanklich zu dem bestimmten Zeitpunkt und stellen Sie sich vor, wie schön es ist, alles erreicht zu haben, was Sie sich vorgenommen haben. Schreiben Sie eine ganze Seite auf, wie toll sich Ihr Leben gestaltet, wie schön es mit Ihrem Traummann ist oder wie toll Ihre Selbstständigkeit läuft. Was auch immer Ihr Ziel ist, füllen Sie es mit Leben, schwelgen Sie darin und vertiefen Sie sich voll in Ihre Vision hinein. Wichtig: Schreiben Sie in der Jetztzeit: Ich bin so glücklich mit..., es fällt mir völlig leicht..., es fühlt sich so gut an, das jetzt zu haben. Wenn Unzulänglichkeitsgefühle aufkommen sollten, schieben Sie sie an dieser Stelle beiseite. Wenn Sie jetzt alles, was Sie geschrieben haben, nochmals durchlesen, schätzen Sie auf der Stress-Skala ein, wie sehr Sie an die Vision glauben ; die meisten Menschen sind dabei auf 2,3 oder 4 der Skala; das Ziel ist es, so hoch wie möglich zu kommen. Wenn Sie auf 9 oder 10 ist, gibt es kaum etwas, was Sie aufhalten kann.

2. Lesen Sie Ihre Vision nochmals und lassen Sie alle Einwände und Zweifel hochkommen, die Sie in sich haben. Schreiben Sie diese auf einem zweiten Blatt Papier auf, alle „Ja, aber..." Themen. Beispiele: Aber ich habe gar kein Geld, ich bin zu alt dafür, ich habe schon früher versagt, ich bin einfach nicht gut genug dafür, usw.

3. Und jetzt kommt das, was Ihre Vision Wirklichkeit werden lässt. Wenden Sie jetzt bei jedem Zweifel, bei jeder Angst,

bei jedem „ja, aber..." ausführlich EFT an. Fangen Sie mit dem Einwand an, der für Sie die größte Bedeutung hat (die größte Blockade). Seien Sie wachsam, es kann gut sein, dass sich beim Klopfen noch ein paar mehr Glaubenssätze zeigen, die noch nicht aktiviert waren und sich nun zeigen. Wenn Sie alle beklopft haben, dann schätzen Sie nochmals den Wert auf der Skala mit der Frage, wie sehr Sie jetzt an Ihre Vision glauben oder wie sehr Sie daran glauben, dass Sie Ihr Ziel erreichen können. Sie werden sehen, dass das Ziel oder die Vision näher gerückt sind. Je mehr Blockaden und Ängste sich auflösen, um so freier sind Sie, Ihre Vision zu manifestieren. Ich habe schon öfters Menschen in meinen Kursen erlebt, die nach ausführlichem EFT strahlend sagten, dass Sie das Gefühl hätten, alles erreichen zu können.

Das Unterbewusstsein das Problem lösen lassen

Das ist eine sehr praktische Variante, wenn Sie einmal nicht weiter wissen, wie Sie klopfen sollen oder wenn Sie keine Ahnung haben, woher die Symptome kommen oder was mit dem Problem zu tun hat. Denn wenn etwas– egal was – ein unangenehmes Gefühl auslöst, ist die Energie nicht richtig in Balance. Also können wir es auch beklopfen. Das Unterbewusstsein weiß sehr viel mehr als unser Alltagsbewusstsein, und indem wir es ansprechen, können wir auch energetisch wieder ins Gleichgewicht kommen, auch wenn wir es im Moment nicht bewusst „da" haben. Es kann allerdings durchaus sein, dass im Laufe des Klopfens Ihnen doch noch ein Licht aufgeht, was mit dem Problem zusammenhängen könnte. Das geschieht sogar sehr häufig.

Hier sind ein paar Beispiele für Einstimmungssätze und die Kurzform:

„Auch wenn ich nicht weiß, was dieses (Problem) verursacht hat, kennt mein Unterbewusstsein den Grund."
„Auch wenn ich nicht weiß, wie ich (Problem) lösen soll, weiß mein Unterbewusstsein genau, wie ich das lösen kann."
Kurzform:
„Ich weiß es nicht, aber mein Unterbewusstsein weiß es"
„Ich weiß nicht, wie ich mein Problem lösen soll, aber mein Unterbewusstsein weiß es"

Was tun, wenn es mal nicht funktioniert?

Allermeistens werden Sie die Wirkung von EFT schnell und deutlich merken. In Ausnahmefällen kann sie auch mal verzögert eintreten. Aber es kann auch vorkommen, dass EFT trotz aller Mühe nichts bewirkt oder nichts zu bewirken scheint. Um eine Kontrolle zu haben, ob es einen, wenn auch geringen, Fortschritt gibt, denken Sie daran, vor und nach dem Klopfen immer den Wert auf der Skala zu bestimmen. Wenn Sie nur wenig Erfolgs sehen, können Sie die folgenden Schritte ausprobieren:

- Möglicherweise sind Sie der eigentlichen Ursache des Problems noch nicht näher gekommen. Kreisen Sie es näher ein, indem Sie sich fragen:

Wie fühle ich mich mit dem Problem? Was macht es mit mir? Woran erinnert es mich?

Das hilft Ihnen, weitere Aspekte zum Klopfen zu finden, die Sie näher an die Hintergründe heranführen.

- Vielleicht haben Sie den Einstimmungssatz zu allgemein formuliert und die Wirkung ist deshalb so unspezifisch, dass sie sich nicht bemerkbar macht. Suchen Sie nach Aspekten Ihres Problems und klopfen damit zielgenauer. Zu allgemein klopfen bringt auch nur eine allgemeine Wirkung.

- Es liegt eine psychische Umkehr beziehungsweise ein Grundglaubenssatz vor, der zuerst beklopft werden sollte.

- Schieben Sie mehrere Neun-Gamut-Sequenzen ein. Das hilft oft wirksam, eine Blockade zu überwinden.

- Trinken Sie genügend Wasser? Für jede energetische Arbeit braucht der Körper viel Wasser. Trinken Sie vor jedem Klopfen ein großes Glas Wasser, und nochmal eins, wenn Sie länger klopfen.

Weitere Tipps und Tricks

Sie können nichts falsch machen

Selbst wenn Sie Zweifel haben, ob Sie EFT wirklich richtig anwenden, und es vielleicht nicht ganz nach Vorgabe machen, dürfen Sie sich entspannen. Man kann nicht wirklich etwas falsch machen! Selbst wenn Sie einen Punkt vergessen oder bei einem anderen leicht daneben klopfen, oder zwischendurch überlegen müssen, was Sie als Nächstes sagen oder sonst unsicher sind. EFT ist flexibel und erlaubt auch einiges an Variationen, ohne dass es die Wirkung verliert.
Wenn Sie merken, dass zwischendurch unangenehme Gefühle oder Empfindungen auftauchen, ist das wunderbar, denn es zeigt, dass hier etwas geschieht und Blockaden gelöst werden. Das Einzige, auf das Sie gut achten sollten, ist, dass Sie erst wieder aufhören, wenn es Ihnen oder Ihrem Klopfpartner wieder gut geht.

Klopfen Sie täglich

Gerade am Anfang ist es ungemein hilfreich, täglich an den eigenen Themen zu klopfen. Das muss gar nicht lange sein, jeden Tag zehn Minuten sind auch gut. Dieses dabei bleiben wird einen bedeutenden Unterschied ausmachen, vor allem, wenn es so scheint, als ob sich ein paar Tage lang nichts tun würde. Gerade zu Beginn ist es wichtig, eine Klopfroutine zu etablieren, sonst kann es leicht geschehen, dass Sie das Klopfen einfach wieder zur Seite legen und vergessen. Unser Alltag ist schlichtweg zu ablenkend. Wenn Sie noch etwas zögerlich sind, Ihre eigenen Sätze zu formulieren, nehmen Sie die Klopfsequenzen, die ich aufgeführt habe.

Kleine Schritte

Große Lebensthemen können nicht in einer Klopfsitzung aufgelöst werden. Klopfen Sie immer wieder weiter an den verschiedenen Aspekten des großen Themas und genießen Sie das Vorankommen. Keine Sorge, es wird weit schneller gehen als mit konventioneller Therapie. Kleinere Probleme werden natürlich auch weit schneller aufgelöst, da kommt es noch regelmäßig zu einem ein-Minuten-Wunder.
Generell kann es auch ein Hemmschuh sein, zu viel zu schnell zu erwarten. Wenn man einmal eine Viertelstunde klopft und EFT dann enttäuscht zur Seite legt, dann hat man ihm keine Chance gegeben und sich um eine tolle Methode gebracht. Kleine Schritte bringen einen trotzdem schneller voran, als es zu Beginn erscheint. Jeden Tag 10 Minuten EFT kann in einem Monat schon eine beträchtliche Veränderung bewirken. Und was ist schon ein Monat, wenn man oft schon jahrelang an einem Problem herum laboriert?

Klopfen Sie zu allen möglichen Themen

Sie können EFT wirklich für Alles anwenden, da gibt es keine Ausnahme. Seien Sie kreativ und einfallsreich und probieren Sie es auch bei ungewöhnlichen Themen einfach aus. Vielleicht möchten Sie das Klopfen nicht nur auf Ihre Auftritte oder Vorträge beschränken. Sie können auch für Ihr Haustier oder Ihre Kinder klopfen oder Ihre Abneigung gegen die Steuererklärung angehen. Sie können einen Streit mit einem Familienmitglied wieder befrieden oder Ihre Abneigung gegen die Farbe Rot klopfen. Es gibt bei EFT kaum ein Limit. Das Doofste wäre doch, das einfach nichts passiert, weil man es gar nicht ausprobiert.

Übertreiben Sie ruhig

Das kann helfen, wirklich den Punkt zu treffen und genau das anzusprechen, was Sie ansprechen möchten. Übertreiben Sie Ihre Wortwahl beim Klopfen und seien Sie nicht zu zaghaft. Es kann auch mal helfen, laut und energisch die Sätze zu sprechen.

Klopfen Sie in Bewegung

Beim Spazieren gehen zu klopfen ist eine richtige Wohltat. Da sind Sie schon in Bewegung und es scheint so, als ob auch der energetische Fluss davon positiv beeinflusst wird. Ich bin auch schon oft mit Klienten beim Klopfen in meiner Praxis durch den Raum hin und her gegangen oder sogar nach draußen spazieren gegangen. Wenn Sie für sich klopfen möchten ist das ideal.

Wichtige Punkte für einen positiven Auftritt

Seien Sie gut vorbereitet

Damit meine ich nicht, dass Sie Ihre Ängste im Vorfeld beklopfen, sondern dass Sie sich gut auf Ihren Vortrag oder Auftritt vorbereitet haben. Ansonsten können Sie klopfen wie Sie wollen, sich werden sich zwangsläufig trotzdem unsicher fühlen. Sie müssen das Gefühl haben, dass Ihr Vortrag steht, mit allem, was Sie Ihren Zuhörern vermitteln wollen. Bei einem Auftritt gilt dasselbe: beherrschen Sie, wovon Sie sprechen oder was Sie zeigen wollen? Können Sie es leicht und flüssig daheim präsentieren (dem Spiegel oder einem Freund)?

Was möchten Sie Ihrem Publikum mitgeben?

Was möchten Sie mitteilen oder rüber bringen? Das ist eine wichtige Frage für Sie, denn deswegen stehen Sie ja auf der Bühne, nicht wahr? Wenn man aber Ängste vor dem Vortrag oder Auftritt hat, rückt die Frage gerne etwas in den Hintergrund. Doch eigentlich ist genau dies der Punkt, weswegen sich überhaupt jemand die Mühe macht, Ihnen zuzuhören. Es lohnt sich, da etwas genauer darüber nachzudenken. Je klarer Ihnen ist, was Sie mitgeben wollen, umso mehr werden Ihre Zuhörer davon profitieren.

Sie sind die Herrin/der Herr Ihres Auftritts

Ich gehe davon aus, dass Sie nicht gezwungen werden, aufzutreten. Irgendwann haben Sie ja eingewilligt, dies zu tun oder selbst die Initiative ergriffen. Trotzdem habe ich schon häufiger erlebt, dass Menschen mit Lampenfieber sich vor einem Auftritt dem Ganzen ausgeliefert fühlen und sich verhalten, als wäre das Ganze „unglücklicherweise über sie gekommen". Verhalten Sie sich lieber aktiv und gestalten Sie Ihren Auftritt. Sie haben den Auftritt und die Präsentation in der Hand. Sie haben dies gewählt und haben die Möglichkeit, nun etwas zu vorzustellen oder zu zeigen. Natürlich zeigen Sie nie nur das Thema oder das Stück, das gespielt wird, Sie zeigen auch immer sich selbst. Akzeptieren Sie das.

Mit Pannen oder Fehlern umgehen

Trotz allem Üben kann es natürlich trotzdem mal passieren. Man weiß plötzlich nicht mehr, wo man beim Vortrag war, es kommt eine Frage aus dem Publikum, die einen aus dem Konzept bringt oder man verspielt sich am Klavier.

Überlegen Sie sich schon im Vorfeld, was Sie tun können, wenn so etwas geschieht. Nehmen Sie sich beispielsweise vor, sich einen Satz zurechtzulegen, den Sie sagen können, wenn Sie kurz im Vortrag nicht weiter wissen, wie: „Hoppla, jetzt habe ich kurz den Faden verloren, Moment mal..." und lächeln dazu. In der Regel wird das niemand krumm nehmen, das Publikum honoriert das, wenn man humorvoll reagiert und dazu steht. Bei Instrumenten hingegen ist ein stoisches

Weiterspielen das Richtige, man möchte ja nicht den Spielfluss stören.
Die meisten Menschen mit Lampenfieber denken, dass ein Fehler furchtbar schlimm ist, aber das ist es nicht. Wenn man humorvoll, selbstbewusst und nonchalant damit umgeht, wird sich niemand daran stören. Und die Menschen im Publikum sind unsere Freunde und uns wohlgesonnen.

Genießen Sie es!

Manchmal hat man vor lauter Sorge um den guten Auftritt oder den Vortrag völlig aus den Augen verloren, was man selbst eigentlich davon haben wollte: nämlich auch für sich selbst eine gute Zeit. Deswegen vergessen Sie, trotz all der Vorbereitung und der Sorge, ob alles gut klappt, nicht das Genießen Ihres Auftritts. Seien Sie präsent und genießen Sie, dass alle Augen auf Sie gerichtet sind und Sie erzählen oder zeigen können, was in Ihnen steckt.

Nun freue ich mich, wenn Sie jetzt wirklich mit dem Klopfen loslegen und diese tolle Methode für sich nutzen. Sie haben mit diesem Buch ein Werkzeug an der Hand, das Ihr Leben verändern kann, wenn Sie damit arbeiten. Wenn Sie Lust haben, noch mehr EFT-Berichte zu lesen, gehen Sie auf meine Homepage www.laye.org unter Artikel.

Biografie

Evelyne Laye ist seit 1994 Heilpraktikerin und Seminarleiterin in verschiedenen Städten im Süden Deutschlands. In ihrer Praxis in Tübingen arbeitet sie mit Methoden der energetischen Psychologie, vor allem mit EFT und Theta Healing, und Fußreflextherapie und weiteren Methoden. Sie hat mehr als ein Dutzend Bücher zu psychologischen und naturheilkundlichen Themen veröffentlicht.

Und hier noch ein weiteres Buch von mir:

Erfolgsblockaden einfach wegklopfen! So erreichen Sie Ihre Ziele mit EFT von Evelyne Laye

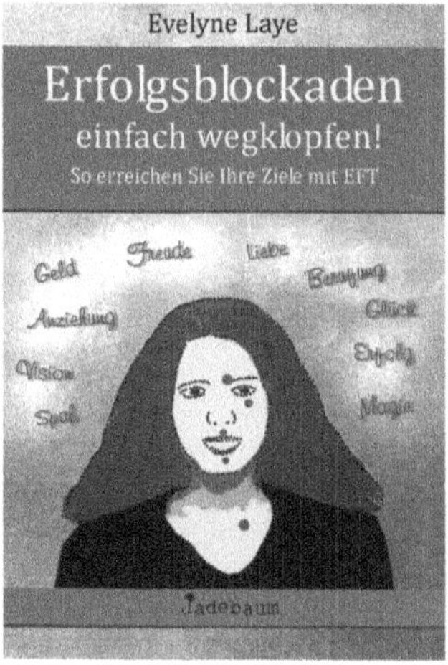

Ihr Weg zu Freude, Erfolg und innerer Freiheit
Sind Sie unzufrieden mit Ihrem Beruf? Ist es immer knapp mit dem Geld? Würden Sie sich gerne selbstständig machen, trauen sich aber nicht?
In diesem Buch zeige ich Ihnen, wie Sie schnell und auf einfache Weise emotionale und gedankliche Blockaden auflösen, die Ihre Ziele und Ihren Erfolg verhindern. Was wir in unserem Leben manifestieren und erleben, wird maßgeblich durch unsere Glaubenssätze und Überzeugungen bestimmt. Und genau da kann es schwierig werden, denn wir stehen uns mit dem negativen Ballast, den wir oft seit der Kindheit mit uns herumschleppen, selbst im Wege
Ob es die Angst vor Misserfolg oder Erfolg ist oder ein mageres Selbstbewusstsein, Mangeldenken oder Angst vor Veränderungen, in diesem Buch erfahren Sie, wie Sie die häufigsten Probleme bewältigen, die Sie auf Ihrem Weg finden.
Wir arbeiten mit der ebenso einfachen wie wirksamen Methode EFT oder Klopfakupressur, die sich bestens bewährt hat, um dauerhaft emotionale und mentale Blockaden zu lösen. Oft zeigt EFT schnell verblüffende Erfolge und lässt Sie die Freiheit spüren, die Sie gewinnen, wenn veraltete Überzeugungen einfach wegfallen. So können Sie frei entscheiden, was Sie in Ihr Leben ziehen möchten und Ihre Vision leicht verwirklichen.
Mit ausführlicher Klopfanleitung, zahlreichen ausformulierten Klopfsequenzen und wirksamen Energieübungen.

Nur als Ebook für 2,99 Euro erhältlich.

Nur keine Angst vor der Angst:
Arbeiten Sie mit Ihrem Gehirn –
und nicht dagegen!

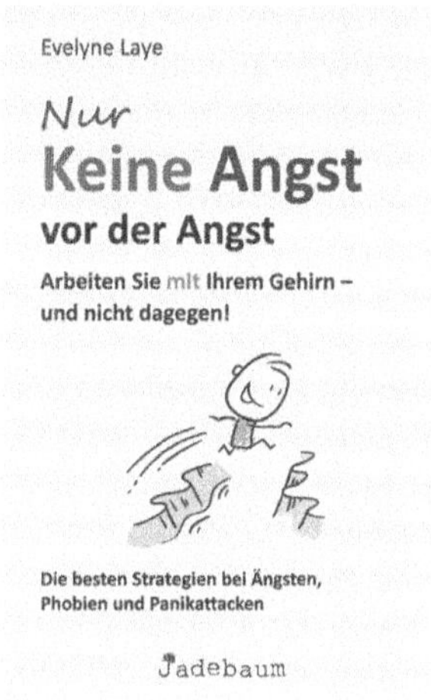

Ich habe viel mit Menschen mit Ängsten gearbeitet und auch selbst Panikattacken überwunden. Alle meine Erfahrungen mit den verschiedensten Ängsten habe ich in dieses Buch gepackt. Hier ist der Klappentext:

Ängste, Phobien und Panikattacken sind in unserer Gesellschaft weit verbreitet und können den Betroffenen buchstäblich das Leben zur Hölle werden lassen. Doch es gibt effektive Wege hinaus aus der Angst! In diesem Buch erfahren Sie, woher die Angst kommt und finden eine fundierte Anleitung, wie Sie sich mit Ihren Ängsten – auch der Angst vor der Angst – auseinandersetzen und sie Schritt für Schritt loslassen können. So erfreuen Sie sich mehr Ihres Lebens und sind freier, es so zu gestalten, wie Sie es möchten!

Taschenbuch, 184 Seiten
ISBN 978-3-948116-04-0
11,50 Euro